90 Recetas de Jugos Y Comidas Para La Osteoporosis:

Haga Sus Huesos Más Fuertes Y Saludables En Menos Tiempo

Por

Joe Correa CSN

DERECHOS DE AUTOR

Esta publicación está diseñada para proveer información precisa y autoritaria respecto al tema en cuestión. Es vendido con el entendimiento de que ni el autor ni el editor están envueltos en brindar consejo médico. Si éste fuese necesario, consultar con un doctor. Este libro es considerado una guía y no debería ser utilizado en ninguna forma perjudicial para su salud. Consulte con un médico antes de iniciar este plan nutricional para asegurarse que sea correcto para usted.

RECONOCIMIENTOS

Este libro está dedicado a mis amigos y familiares que han tenido una leve o grave enfermedad, para que puedan encontrar una solución y hacer los cambios necesarios en su vida.

90 Recetas de Jugos Y Comidas Para La Osteoporosis:

Haga Sus Huesos Más Fuertes Y Saludables En Menos Tiempo

Por

Joe Correa CSN

CONTENIDOS

ACERCA DEL AUTOR

Luego de años de investigación, honestamente creo en los efectos positivos que una nutrición apropiada puede tener en el cuerpo y la mente. Mi conocimiento y experiencia me han ayudado a vivir más saludablemente a lo largo de los años y los cuales he compartido con familia y amigos. Cuanto más sepa acerca de comer y beber saludable, más pronto querrá cambiar su vida y sus hábitos alimenticios.

La nutrición es una parte clave en el proceso de estar saludable y vivir más, así que empiece ahora. El primer paso es el más importante y el más significativo.

INTRODUCCION

90 Recetas de Jugos Y Comidas Para La Osteoporosis: Haga Sus Huesos Más Fuertes Y Saludables En Menos Tiempo

Por Joe Correa CSN

Los factores de riesgo más grandes que llevan hacia huesos frágiles son la genética e historial familiar de osteoporosis, una dieta pobre con falta de calcio y vitamina D, consumo de alcohol y cigarros, un historial de artritis reumatoidea y un bajo peso corporal. Cuando se los combina, estos factores de riesgo podrían tener efectos devastadores en sus huesos.

Afortunadamente, algunos cambios en el estilo de vida han probado ayudar a mejorar la densidad ósea y prevenir la osteoporosis. Estos cambios incluyen una dieta saludable y balanceada, ejercicio regular y adecuado, suplementos de calcio y vitamina D, y finalmente evitar el alcohol y los cigarros.

Nuestro cuerpo es una estructura viviente magnífica, con la habilidad sorprendente de regenerarse y curarse. Con algunos hábitos diarios pequeños, usted puede hacer maravillas y prevenir esta enfermedad desafortunada. Este libro es el primer paso en esa dirección. Contiene recetas de jugos y comidas para curar y prevenir la osteoporosis, que están basados en ingredientes naturales y saludables para ayudar a su cuerpo a defenderse.

Los alimentos ricos en calcio incluyen vegetales verdes de hojas oscuras y productos lácteos. Una dieta rica en granos, semillas y mariscos, contiene altas cantidades de magnesio, que es esencial para la absorción y retención de calcio.

Estas recetas de jugos y comidas son saludables, deliciosas y fáciles de hacer. Pruebe todas las recetas y decida cual le beneficia más.

90 RECETAS DE JUGOS Y COMIDAS PARA LA OSTEOPOROSIS: HAGA SUS HUESOS MÁS FUERTES Y SALUDABLES EN MENOS TIEMPO

COMIDAS

1. Pizza de 3 Quesos

Una taza de queso contiene 4 veces la cantidad de Calcio que una de leche. El queso mozzarella contiene una alta cantidad de calcio. El queso también es alto en proteínas, contiene vitamina A y B12, y otras vitaminas importantes que ayudan a mejorar el sistema inmune y los niveles de energía.

Ingredientes:

- 1 paquete Pre pizza sin cocinar
- 1 cucharada pasta de tomate
- 1 lata de tomates en cubos
- ½ taza Queso mozzarella, rallado
- ½ taza Queso parmesano, rallado
- ½ taza Queso romano

- 1 cucharada Orégano

- 1 cucharada Albahaca

- 1 cucharada Ajo

- 1 cucharada Cebolla

- 2 cucharadas de aceite de oliva

Preparación:

Precalentar el horno a 400°.

Preparar la pre pizza esparciendo aceite de oliva encima.

A fuego medio, saltear el ajo hasta que dore y la cebolla hasta que trasluzca. Verter los tomates enlatados y añadir la pasta de tomate. Hervir a fuego mínimo. Agregar las hierbas, sal y pimienta. Revolver regularmente. Continuar cocinando a fuego mínimo hasta que la consistencia espese.

Verter la salsa sobre la pre pizza, y añadir el queso encima. Hornear por 15 minutos.

Cantidad por porción:

Porciones: 5 • Tamaño de porción: 229g

Calorías: 457

Grasas totales: 21.6g, Colesterol: 47mg

Sodio: 1296mg, potasio: 248mg

Carbohidratos totales: 43.5g, Azúcares: 7.4g

Proteínas: 23.2g

Vitamina A 27% • Vitamina C 21% • Calcio 51% • Hierro 16%

2.   Torta de Manteca Pecana

Un gran substituto para la leche entera es la leche descremada. Contiene la misma cantidad de calcio con menos grasa y colesterol. La leche baja en grasas y sin grasas es formulada para incluir vitamina D, que ayuda al cuerpo a absorber el calcio. Los productos lácteos proveen al cuerpo con los nutrientes esenciales para una salud y desarrollo óseo óptimo.

Ingredientes:

- 1/2 taza Aceite de oliva
- 1 1/2 tazas Miel
- 3 Huevos
- 2 1/4 tazas Harina
- 1 cucharadita Sal
- 3 1/2 cucharaditas Polvo de hornear
- 1/4 tazas Leche descremada
- 1 cucharadita Extracto de vainilla

Manteca pecana:

- 2 tazas Nueces pecanas
- 1/8 cucharadita Canela

Preparación:

Para hacer la manteca pecana, tostar las nueces en una fuente a 300° por 5-10 minutos. Revolver de vez en cuando para evitar que se quemen. Enfriar, llevar a una procesadora, y pulsar hasta obtener una consistencia espesa y cremosa. Añadir la canela.

Precalentar el horno a 350°.

Batir el aceite de oliva y miel hasta que se incorporen bien. Para una torta más esponjosa, incrementar la velocidad de la batidora al máximo los últimos 2 minutos. En otro tazón, batir los huevos y añadirlos al aceite de oliva. Agregar la harina, polvo de hornear y sal. Batir al mínimo hasta que se incorpore. Añadir la leche y vainilla y continuar mezclando por 30 segundos. Incrementar la velocidad al máximo los últimos 2 minutos.

Verter la mezcla en una fuente engrasada y hornear por 25-30 minutos.

Dejar enfriar a temperatura ambiente antes de esparcir la manteca pecana encima de la torta.

Cantidad por porción:

Porciones: 6 • Tamaño de porción: 162 g

Calorías: 599

Grasas totales: 24.8 g, Colesterol: 123mg

Sodio: 535mg, potasio: 434mg

Carbohidratos totales: 89.3g, Azúcares: 51.3g

Proteínas: 9.1 g

Vitamina A 12% • Vitamina C 17% • Calcio 0% • Hierro 17%

3.   Batido de Mango, Banana y Frutillas

El yogurt es bajo en azúcar, pero lleno de proteínas, calcio y cultivos bacterianos vivos que son esenciales para el sistema inmune. Una taza de yogurt descremado provee en promedio un 42% del calcio diario necesario.

Ingredientes:

- 1 Mango, en rodajas
- 1 taza Frutillas
- 1 Banana, en rodajas
- 1 Yogurt descremado

Preparación:

Mezclar todos los ingredientes en una licuadora y disfrutar.

Cantidad por porción:

Porciones: 1 • Tamaño de porción: 262 g

Calorías: 151

Grasas totales: .8 g, Colesterol: 0 mg

Sodio: 3 mg, potasio: 643 mg

Carbohidratos totales: 38.0 g, Azúcares: 21.5 g

Proteínas: 2.3 g

Vitamina A 2% • Vitamina C 158% • Calcio 3% • Hierro 5%

4.   Pudín de Chocolate y Leche de Almendra

La cantidad de calcio presente en 1 taza de almendras es casi equivalente a la de una taza de leche. Además, las almendras poseen una alta cantidad de fibra dietaria y proteínas, que ayudan a satisfacer el apetito.

Ingredientes:

- 2 1/2 tazas Leche de almendra
- 1/2 taza Polvo de cacao
- 1/2 taza Miel
- 1/8 cucharadita Sal
- 3 cucharadas Maicena
- 1 cucharadita Extracto de vainilla

Preparación:

En una cacerola mediana a fuego medio, verter la leche de almendra, polvo de cacao, miel y sal. Usar un batidor para revolver ocasionalmente. Hervir levemente hasta que aparezcan burbujas pequeñas. Añadir la maicena y revolver hasta que se incorpore bien y no queden grumos. Continuar cocinando hasta que la consistencia espese.

Agregar el extracto de vainilla, revolver y remover del fuego.

Transferir a tazas pequeñas y enfriar.

Cantidad por porción:

Porciones: 4 • Tamaño de porción: 193 g

Calorías: 489

Grasas totales:37.2 g, Colesterol: 0 mg

Sodio: 99 mg, potasio: 666 mg

Carbohidratos totales: 44.8 g, Azúcares: 30.3 g

Proteínas: 5.4 g

Vitamina A 0% • Vitamina C 7% • Calcio 4% • Hierro 23%

5.   Bok Choy En Salsa de Ostras y Ajo

El bok choy, un repollo chino popular, es rico en vitaminas C, A, calcio y fibra. También contiene altas cantidades de beta carotenos y carotenoides como la luteína. El bok choy suplementa potasio para un músculo y función nerviosa saludables, y contiene vitamina B6 para el metabolismo de grasas, carbohidratos y proteínas.

Ingredientes:

- 1 cucharada Ajo
- 1 cucharada Aceite vegetal
- 2 cucharadas Salsa de ostras
- 3 tazas Bok choy, en rodajas de 1 1/2 pulgada

Preparación:

Saltear el ajo en aceite vegetal a fuego medio hasta que dore. Añadir el bok choy y la salsa de ostras. Revolver y tapar. Cocinar por 3-4 minutos, o hasta que el bok choy esté verde oscuro.

Cantidad por porción:

Porciones: 1 • Tamaño de porción: 30 g

Calorías: 137

Grasas totales: 13. 7g, Colesterol: 0 mg

Sodio: 220 mg, potasio: 38 mg

Carbohidratos totales:3.6 g, Azúcares: 0 g

Proteínas: 0.6 g

Vitamina A 0% • Vitamina C 2% • Calcio 4% • Hierro 1%

6.   Sopa de Okra y Tomate

EL okra contiene altas cantidades de fibra, folatos, vitaminas A, B6 y C, y minerales que son esenciales para el cuerpo. Una taza de okra provee 8% de la dosis diaria de calcio. También es rico en manganeso, que provee una mejor absorción de calcio y fósforo.

Ingredientes:

- 1 taza Okra, en rodajas de 3/4"
- 2 400g. salsa de tomate enlatada
- 1 cucharada Ajo
- ¾ taza Red pimiento
- 1 Cebolla
- 1 cucharada Tomillo fresco
- 1 cucharada Aceite de oliva
- 3 tazas Caldo de pollo
- Sal y pimienta a gusto

Preparación:

Saltear el ajo hasta que dore y la cebolla hasta que trasluzca a fuego medio. Añadir el pimiento verde, los tomates en cubos y el caldo de pollo. Hervir por 5 minutos. Agregar el okra y cocinar 5 minutos más. Añadir sal y pimienta a gusto, y decorar con tomillo fresco.

Cantidad por porción:

Porciones: 5 • Tamaño de porción: 365 g

Calorías: 111

Grasas totales: 4.1 g, Colesterol: 0 mg

Sodio: 1300 mg, potasio: 786 mg

Carbohidratos totales: 14.4 g, Azúcares: 9.1 g

Proteínas: 6.0 g

Vitamina A 23% • Vitamina C 60% • Calcio 6% • Hierro 16%

7.   Sopa Crema de Brócoli

Junto con las fuentes no lácteas de calcio y junto con los verdes de hoja oscura, el brócoli es considerado como el segundo con más cantidad de calcio. Una taza de brócoli contiene más de 40mg de calcio. También es una fuente excelente de fibra, vitaminas C, B6, A, hierro, fósforo, potasio, selenio, riboflavina y otros minerales que hacen de este vegetal una súper comida.

Ingredientes:

- 3 tazas Broccoli

- 2 cucharadas Cebolla

- ½ taza Apio, en trozos

- 3 tazas Caldo de pollo

- 1 cucharada Ajo

- 1 cucharada Aceite de oliva

- ¼ taza Puerros

- 1 taza Leche descremada

- 1/8 cucharadita Perejil

- 1/8 cucharadita Tomillo

- 1 cucharada Hoja de laurel

- 1/8 cucharadita Sal

- 1/8 cucharadita Pimienta

- ½ taza Crotones

Preparación:

Saltear las cebollas, ajo, puerros y apio en aceite de oliva a fuego medio, hasta que la cebolla trasluzca. Añadir el brócoli y el caldo de pollo. Bajar el fuego, tapar y cocinar hasta que el brócoli ablande. Remover del fuego y enfriar. Transferir a una procesadora y hacer puré junto con las hierbas. Sazonar con sal y pimienta, y servir con crotones encima.

Cantidad por porción:

Porciones: 4 • Tamaño de porción: 353 g

Calorías: 145

Grasas totales: 5.3g, Colesterol: 11mg

Sodio: 789mg, potasio: 558mg

Carbohidratos totales:16.1 g, Azúcares: 5.4g

Proteínas: 8.9g

Vitamina A 16% • Vitamina C 105% • Calcio 14% • Hierro 9%

8.   Bacalao con Vinagreta de Bacalao

Los frijoles verdes son una fuente rica de hierro, folato, riboflavina, vitaminas A, C, K, magnesio y potasio. Una dieta rica en vitamina K es asociada con un riesgo reducido de fractura de huesos, mejora la absorción de calcio y reduce la excreción urinaria del mismo.

Ingredientes:

- 4 Filetes de bacalao, sin piel ni hueso

- 2 tazas Frijoles verdes

- 2 Cebollas dulces

- 1 taza Tomates cherry, perforados con tenedor o cuchillo

- 2 cucharadas de aceite de oliva extra virgen

- Sal y pimienta a gusto

Vinagreta de Romero:

- 2/3 c. aceite de oliva extra virgen

- 1/3 cup. Jugo de limón

- 1 cucharadita Ralladura de limón

- 1 cucharada Romero

- 1 cucharada Perejil

- 1 cucharada Ajo

- 3 cucharadita Mostaza de Dijon

- 2 cucharadita Miel

- ½ cucharadita Pimienta negra

- Sal a gusto

Preparación:

Para preparar la vinagreta, rallar un limón y exprimir dos limones. En un tazón pequeño, combinar estos dos ingredientes con la mostaza, miel, romero, perejil, ajo y pimienta negra. Batir bien. Añadir el aceite de oliva mientras se bate hasta obtener una consistencia cremosa. Sazonar con sal a gusto.

En una sartén, calentar el aceite de oliva a fuego máximo. Poner el bacalao y sellar por 2-3 minutos de cada lado. Remover del fuego y dejar a un lado.

En la misma sartén y a fuego medio, saltear las cebollas y tomates perforados, para permitir que el líquido salga. Añadir los frijoles verdes y cocinar hasta que ablanden. Transferir a un plato. Poner el bacalao encima, rociar con la vinagreta y servir.

Cantidad por porción:

Porciones: 4 • Tamaño de porción: 204 g

Calorías: 356

Grasas totales:34.1 g, Colesterol: 0mg

Sodio: 91 mg, potasio: 336mg

Carbohidratos totales:15.5 g, Azúcares: 7.2g

Proteínas: 2.4 g

Vitamina A 17 % • Vitamina C 37 % • Calcio 6% • Hierro 7%

9.   Sardinas Enlatadas

Consumir pescado con sus huesos es otra forma de ingerir una dieta rica en calcio. Las sardinas enlatadas también proveen ácidos grasos esenciales como el omega 3, 6 y 9, y vitamina D, la cual es necesaria para la absorción ósea.

Ingredientes:

- 1 botella de sardinas españolas
- 1 cucharada Ajo
- 250 g. Pasta sin cocinar

Preparación:

Hervir la pasta a fuego medio en agua, rociada con sal. Cocinar hasta que esté al dente. Remover del fuego y transferir a un plato.

Saltear el ajo a fuego medio hasta que dore. Añadir las sardinas y revolver por 2-3 minutos. Remover del fuego. Verter encima de la pasta y servir.

Cantidad por porción:

Porciones: 2 • Tamaño de porción: 135 g

Calorías: 379

Grasas totales: 3.6 g, Colesterol: 100mg

Sodio: 64mg, potasio: 264mg

Carbohidratos totales: 69.8g, Azúcares: 0g

Proteínas: 15.9g

Vitamina A 1% • Vitamina C 7% • Calcio 2% • Hierro 26%

10.   Pollo Cocido en Vegetales Verdes

Los vegetales verdes son una buena fuente de calcio, fibra dietaria, y vitaminas A y C. También son bajos en sodio y grasa. Los verdes son utilizados para desintoxicar el cuerpo de toxinas dañinas.

Ingredientes:

- 300 g Pechuga de pollo, en tiras

- 2 cucharadas Ajo, picado

- 1 paquete de verdes congelados y trozados

- 2 cucharadas de aceite de oliva

- Sal y pimienta a gusto

- ½ taza Vinagre de sidra de manzana

Preparación:

Saltear el ajo y pollo en aceite de oliva a fuego medio, hasta que el pollo dore. Añadir los verdes y cocinar hasta que marchiten. Agregar el vinagre de sidra de manzana, y sazonar con sal y pimienta a gusto. Cocinar por 2 minutos, remover del fuego y servir.

Cantidad por porción:

Porciones: 3 • Tamaño de porción: 216 g

Calorías: 278

Grasas totales: 13.3g, Colesterol: 86mg

Sodio: 128 mg, potasio: 306 mg

Carbohidratos totales: 5.6 g, Azúcares: 0 g

Protein33.8 g

Vitamina A 40% • Vitamina C 33% • Calcio 9 % • Hierro 8%

11. Pollo Horneado con Espinaca y Champiñones en Salsa Bechamel

Una taza de espinaca contiene 300mg de calcio, junto con otras vitaminas, minerales y nutrientes. Sin embargo, es importante saber que un consumo incrementado de espinaca es contrario a la absorción del calcio por las altas cantidades de oxalato que contiene.

Ingredientes:

- 2 Pechuga de pollo, fileteada
- 2 tazas Espinaca
- 1 cucharada Ajo, picado
- 1 cucharada Cebolla, picada

Salsa bechamel:

- 2 cucharadas de aceite de oliva
- 4 1/2 cucharadas Harina
- 3 tazas leche descremada
- ½ taza Champiñones, en rodajas finas
- 1 cucharadita sal
- 1/8 cucharadita Nuez moscada
- 1/8 cucharadita Pimienta

Preparación:

En una sartén pequeña a fuego mínimo, verter la leche y calentar. Remover y tapar.

En otra sartén a fuego medio, añadir el aceite de oliva y la harina. Revolver hasta que la mezcla sea suave. Continuar cocinando por 5 minutos hasta que dore. Bajar el fuego al mínimo y añadir la mitad de la leche lentamente batiendo hasta que la mezcla esté levemente húmeda. Añadir el resto de la leche y los champiñones. Revolver por 3 minutos o hasta que la salsa esté espesa y cremosa. Sazonar con nuez moscada, sal y pimienta.

En una cacerola grande a fuego medio, saltear el ajo y cebolla hasta que trasluzcan. Añadir el pollo y cocinar por 5 minutos o hasta que dore, de cada lado. Agregar la espinaca y cocinar hasta que marchite. Transferir a un plato y servir con la salsa bechamel encima.

Cantidad por porción:

Porciones: 4 • Tamaño de porción: 315 g

Calorías: 311

Grasas totales: 10.8 g, Colesterol: 98mg

Sodio: 815 mg, potasio: 629 mg

Carbohidratos totales:17.7 g, Azúcares: 9.9g

Proteínas: 35.6 g

Vitamina A 39% • Vitamina C 9% • Calcio 25% • Hierro 13%

12.   Pasta Cremosa con Camarones y Alcachofas

Las alcachofas son ricas en fibra dietaria, magnesio, potasio, hierro, vitaminas A, C, B3 y B9. Una alcachofa grande contiene 7% de la cantidad diaria de calcio.

Ingredientes:

- 250 g Pasta, sin cocinar
- 3 tazas Leche descremada
- 3 cucharadas Harina
- 1 taza Caldo de pollo
- 1 can Corazones de alcachofas, coladas y por la mitad
- 1 taza Queso cheddar, rallado
- ½ taza Camarones, sin piel ni vaina
- Sal y pimienta a gusto
- 1 cucharada Aceite de oliva extra virgen
- Perejil para decorar

Preparación:

Hervir la pasta a fuego medio en agua con sal, hasta que esté al dente. Remover y transferir a un plato.

Saltear la cebolla y camarones a fuego medio hasta que la cebolla trasluzca y los camarones estén rosados. Agregar la alcachofa y cocinar por 1-2 minutos. Verter el caldo de pollo y hervir.

En un tazón aparte, batir la leche, harina, queso y pimienta. Verter en la sartén y revolver. Cocinar a fuego mínimo, cubierto, hasta que espese. Verter sobre la pasta y decorar con perejil.

Cantidad por porción:

Porciones: 5 • Tamaño de porción: 297 g

Calorías: 333

Grasas totales: 10.4 g, Colesterol: 68 mg

Sodio: 395 mg, potasio: 473 mg

Carbohidratos totales: 41.4 g, Azúcares: 8.1 g

Proteínas: 18.5g

Vitamina A 11% • Vitamina C 5% • Calcio 36 % • Hierro 14%

13.   Papa Horneada Gratinada con Brotes de Bruselas

Una taza de brotes de Bruselas tiene 37mg de calcio. Además, son ricos en fibra, manganeso, potasio, tiamina y vitaminas A, B6 y C.

Ingredientes:

- 1 taza Brotes de Bruselas, en trozos, sin extremos y con las hojas externas removidas

- 3 Papas grandes, en rodajas finas

- 2 tazas Queso cheddar, rallado

- 3 cucharadas de aceite de oliva

- 1 cucharada Cebolla, en cubos

- 1 cucharadita Sal

- ½ cucharadita Tomillo

- ⅛ cucharadita Pimienta

- 1 cucharada Perejil, picado

Preparación:

Precalentar el horno a 425°. Engrasar una fuente de hornear con aceite de cocina.

Esparcir las papas homogéneamente en el fondo de la fuente y dejar a un lado.

En una sartén mediana a fuego medio, calentar el aceite de oliva. Añadir la cebolla, sal, pimienta, tomillo y brotes de Bruselas bien picados. Saltear hasta que la cebolla trasluzca y los brotes ennegrezcan. Remover del fuego y verter sobre las papas.

Cubrir la fuente con papel aluminio y hornear por 45 minutos. Rociar con queso y perejil.

Hornear por 15 minutos más, sin tapar, o hasta que el queso derrita.

Cantidad por porción:

Porciones: 5 • Tamaño de porción: 297 g

Calorías: 405

Grasas totales: 22.2 g, Colesterol: 66 mg

Sodio: 813 mg, potasio: 1024 mg

Carbohidratos totales: 37.3 g, Azúcares: 3.3g

Proteínas: 15.7 g

Vitamina A 18% • Vitamina C 100% • Calcio 36% •

Hierro 10 %

14.   Mejillones al Ajo con Espárragos

Una taza de espárragos tiene 32,2mg de calcio. En una rama de espárrago crudo, el contenido de calcio es de 3mg. Además, contienen fito-nutrientes antiinflamatorios, nutrientes antioxidantes incluyendo vitamina C, beta carotenos, vitamina E y los minerales zinc, manganeso y selenio.

Ingredientes:

- 3 libras Mejillones frescos, lavados, cepillados

- 2 tazas Espárragos, en rodajas de 1 pulgada

- 2 cucharadas Ajo

- 3 cucharadas Albahaca

- 2 cucharadas Cebolla verde

- 2 cucharadas Salsa de pescado

- ¼ taza Aceite de oliva

- Pimienta a gusto

Preparación:

Saltear el ajo en aceite de oliva a fuego máximo hasta que dore. Añadir los mejillones y espárragos. Freír, revolviendo, hasta que las conchas empiecen a abrir y los espárragos estén blandos. Esto llevará unos 5-7 minutos. Añadir la salsa de pescado y remover los mejillones que no se hayan abierto. Agregar la albahaca y cebolla verde. Continuar revolviendo por 1 minuto. Añadir pimienta a gusto, remover del fuego y servir.

Cantidad por porción:

Porciones: 5 • Tamaño de porción: 352 g

Calorías: 335

Grasas totales: 15.4g, Colesterol: 101 mg

Sodio: 1402mg, potasio: 1028mg

Carbohidratos totales: 13.7g, Azúcares: 1.4g

Proteínas: 34.3g

Vitamina A 25 % • Vitamina C 44% • Calcio 10 % •

Hierro 67 %

15. Ensalada de Frutas Cremosa con Coco

Los cocos son altamente nutritivos y ricos en vitaminas C, E, B1, B3, B5, B6, fibra dietaria y minerales como el calcio, magnesio, fósforo, hierro, selenio y sodio. Éste puede ser un buen sustituto de la leche de vaca porque es libre de lactosa. También contiene una cantidad significativa de grasa y ácido áurico que es convertido a mono laurina, que tiene propiedades anti-bacteriales y antivirales.

Ingredientes:

- 1 taza Coco rallado
- 1/2 taza Frutillas, por la mitad
- ½ taza Grapes
- 1/2 taza Arándanos
- 1/2 taza Manzana, en cubos
- 1/2 taza Ananá, en cubos
- 1 kiwi, en trozos
- 400 g. Leche condensada enlatada
- 400 g. Leche evaporada

Preparación:

Lavar las frutas bien. Trozar las frutillas, manzana, ananá y kiwi. Verter todos los ingredientes en un tazón grande, revolver y enfriar. Servir.

Cantidad por porción:

Porciones: 5 • Tamaño de porción: 257 g

Calorías: 463

Grasas totales: 18.6g, Colesterol: 50mg

Sodio: 191mg, potasio: 742mg

Carbohidratos totales: 64.7 g, Azúcares: 60.3g

Protein12.9 g

Vitamina A 9% • Vitamina C 64% • Calcio 45% • Hierro 17%

16.   Sopa Cremosa de Calabaza

La calabaza es una de las variedades más comunes de calabaza invernal. Una taza provee 437% de la vitamina A requerida diariamente, 52% de vitamina C, 10% de vitamina E, 7% de calcio y 5% de hierro. También contiene vitamina B6, magnesio, niacina, tiamina, folato, ácido pantoténico y manganeso. Es utilizado para disminuir la presión sanguínea, prevenir asma, lidiar con la diabetes, prevenir cáncer y promover una piel y cabello saludables.

Ingredientes:

- 3 tazas Calabaza, en cubos

- 1 cucharada Ajo

- ¼ taza Jengibre fresco, en rodajas grandes

- 1 cucharada Cebolla, en cubos

- 2 cucharadas de aceite de oliva

- 2 tazas Caldo de pollo

- ½ taza Crema pesada

- Sal y pimienta a gusto

Preparación:

Saltear el ajo, jengibre y cebolla en aceite de oliva a fuego medio, hasta que trasluzcan. Añadir la calabaza y cocinar por 1 o 2 minutos. Verter el caldo de pollo y hervir. Bajar el fuego al mínimo y cocinar hasta que la calabaza ablande. Enfriar y procesar. Añadir la crema pesada y sazonar con sal y pimienta a gusto.

Cantidad por porción:

Porciones: 3 • Tamaño de porción: 346 g

Calorías: 249

Grasas totales: 17.7g, Colesterol: 27mg

Sodio: 525mg, potasio: 631mg

Carbohidratos totales: 23.8g, Azúcares: 4.0 g

Proteínas: 3.1 g

Vitamina A 304% • Vitamina C 52% • Calcio 10% • Hierro 11%

17. Sándwich de Pavo con Queso, Palta y Huevo Frito

Una taza de puré de palta tiene 27,6mg de calcio y 7mg de fibra dietaria. También contiene altas cantidades de ácidos grasos buenos, proteínas y vitamina K, que funciona en sinergia con la vitamina D para ayudar a regular los osteoclastos. Contiene vitamina C, crucial para la producción de colágeno, una proteína que promueve huesos y cartílagos saludables. También contiene boro, envuelto en el metabolismo de huesos y vitamina D que regula la cantidad de calcio y magnesio excretado por orina.

Ingredientes:

- 2 rebanadas de pan de trigo integral
- 1 cucharada Palta, sin piel, sin carozo y en puré
- 1 Huevo frito
- 70 g. Sobras de pavo, rallado
- ½ cucharadita Mayonesa
- 1 feta de queso Gruyere

Preparación:

En un tazón pequeño, mezclar el pavo con la mayonesa.

Dejar a un lado. Esparcir la palta en ambos lados del pan. Hacer capas con el huevo frito, pavo con mayonesa y queso. Cubrir con la otra rebanada de pan y servir.

Cantidad por porción:

Porciones: 1 • Tamaño de porción: 116 g

Calorías: 294

Grasas totales: 23.4 g, Colesterol: 226mg

Sodio: 562 mg, potasio: 208mg

Carbohidratos totales: 2.3g, Azúcares: g

Proteínas: 18.8 g

Vitamina A 13% • Vitamina C 3% • Calcio 32 % • Hierro 7 %

18. Carne en Sopa de Tomate y Apio

Dos tazas de apio crudo tienen 81mg de calcio. El apio contiene un polisacárido sin almidón único, que es responsable de su propiedad antiinflamatoria. También es rico en antioxidantes como la vitamina C y flavonoides.

Ingredientes:

- 1 taza Apio, picado
- 200 g. Carne molida
- 1 cebolla, picada
- 2 tazas Caldo vegetal
- 2 400g. lata de tomates en cubos
- 1 cucharada Albahaca

Preparación:

Saltear el apio y cebolla en aceite de oliva a fuego medio, hasta que trasluzca. Añadir la carne y freír hasta que dore. Verter el tomate en cubos y caldo vegetal. Revolver y cocinar por 5 minutos, o hasta que hierva levemente.

Cantidad por porción:

Porciones: 2• Tamaño de porción: 207g

Calorías: 216

Grasas totales: 6.4g, Colesterol: 89mg

Sodio: 109 mg, potasio: 618 mg

Carbohidratos totales: 6.7 g, sugars3.0 g

Proteínas: 31.1g

Vitamina A 6% • Vitamina C 9% • Calcio 4% • Hierro 106%

19. Pollo Rostizado a las Hierbas con Puerros

Una taza de puerro tiene 52,5mg de calcio. Tiene una combinación única de flavonoides y nutrientes con sulfuro, conocidos por poseer propiedades antioxidantes que protegen contra las enfermedades cardíacas y cáncer.

Ingredientes:

- 6 piezas patas de pollo

- 2 cucharadas Ajo

- 2 cucharadas Cebolla

- 1 taza Puerros

- 1 taza Zanahorias

- 2 cucharadas Harina

- 1 cucharada Tomillo

- 1 cucharada Perejil

- ½ taza Aceite de oliva

- ½ taza Vino blanco

Preparación:

Precalentar el horno a 450°.

En una fuente de hornear de 9x13 pulgadas, mezclar el ajo, cebollas, puerros, zanahorias, tomillo y perejil, y rociar con aceite de oliva. Sazonar con sal y pimienta.

Cepillar las patas de pollo con aceite de oliva y sazonar con tomillo, sal y pimienta. Poner encima de los vegetales y verter el vino blanco. Hornear por 35 a 40 minutos.

Cantidad por porción:

Porciones: 2 • Tamaño de porción: 234 g

Calorías: 568

Grasas totales: 50.7 g, Colesterol: 0mg

Sodio: 52mg, potasio: 359mg

Carbohidratos totales: 21.2g, Azúcares: 5.4 g

Proteínas: 2.3 g

Vitamina A 203% • Vitamina C 21% • Calcio 8% • Hierro 19%

20. Galleta de Avena, Chocolate y Almendra con Semillas de Calabaza

Una taza de semillas de calabaza tiene 35,2mg de calcio y 262mg de magnesio. También son una buena fuente de complejo vitamínico B, tiamina, niacina, folato y ácido pantoténico. El componente químico L-triptófano también ayuda a regular el estado anímico.

Ingredientes:

- 1 1/2 taza Semillas de calabaza, en puré
- 1/2 taza Pasta de almendra
- 1 taza Aceite de oliva
- 2 cucharadas Aceite de oliva extra virgen
- 2 tazas Miel
- 1 Yema de huevo
- 1 cucharadita Extracto de vainilla
- 1 ¼ tazas Harina
- ½ cucharadita Sal
- 1 cucharadita bicarbonato de sodio
- 3 tazas Copos de avena (no instantáneos)
- 1 taza Polvo de cacao

Preparación:

Para hacer puré con las semillas de calabaza, rostizarlas en aceite de oliva extra virgen a fuego medio por 15-25 minutos, o hasta que doren. Revolver cada 10 minutos. Enfriar y transferir a una procesadora. Pulsar por 5 minutos hasta obtener una consistencia suave.

Precalentar el horno a 350°.

Usando una batidora eléctrica, batir el aceite de oliva, miel, pasta de almendra y semillas de calabaza. Esto debería llevar unos 7 minutos. Añadir la yema de huevo y el extracto de vainilla. Continuar batiendo hasta obtener una consistencia suave. En otro tazón, mezclar la avena, harina, sal, bicarbonato de sodio y polvo de cacao. Añadir lentamente 1/3 de la mezcla seca a la mezcla húmeda. Revolver lentamente usando un tenedor. Continuar agregando el resto. Con una cuchara, sacar mezcla y ponerla en una fuente de hornear antiadherente. Hornear las galletas por 10-12 minutos, o hasta que los lados estén levemente ennegrecidos.

Cantidad por porción:

Porciones: 12 • Tamaño de porción: 97 g

Calorías: 461

Grasas totales: 29.7 g, Colesterol: 18mg

Sodio: 209mg, potasio: 394mg

Carbohidratos totales: 47.7 g, Azúcares: 29.8 g

Proteínas: 8.1g

Vitamina A 11% • Vitamina C 1% • Calcio 6% • Hierro 26%

21.   Pollo Glaseado a la Naranja y Miel

Una taza de jugo de naranja contiene 27,3mg de calcio, mientras que una fruta mediana contiene 65mg. Un estudio publicado en "Investigación Nutricional" en agosto del 2005, encontró que la absorción de calcio de la leche descremada y jugo de naranja era casi la misma, en 35 y 36% respectivamente.

Ingredientes:

- 2 tazas Pollo, en cubos

- 2 Naranjas, exprimidas

- ¼ taza Salsa de pescado

- 1/2 taza Miel

- 1 cucharada Ajo, picado

- 1 cucharada Jengibre, picado

- 1 cucharada Cebolla de puerro

- 1/8 cucharadita Pimienta

- 1 taza Arroz jazmín

Preparación:

En una sartén a fuego medio, combinar el pollo, miel, jugo

de naranja, salsa de pescado, ajo, jengibre y pimienta. Cocinar revolviendo hasta que el pollo esté bien cocido y la salsa pegajosa, unos 20 minutos. Añadir los puerros, revolver, y cocinar por 1 minuto más. Servir con una taza de arroz.

Cantidad por porción:

Porciones: 4 • Tamaño de porción: 201 g

Calorías: 343

Grasas totales: 0.1 g, Colesterol: 0mg

Sodio: 1392mg, potasio: 252mg

Carbohidratos totales: 83.3g, Azúcares: 44.1 g

Proteínas: 5.1g

Vitamina A 5% • Vitamina C 83% • Calcio 5% • Hierro 11%

22. Magdalena de Terciopelo Rojo con Semillas de Girasol

Una taza de semillas de girasol contiene 400mg de calcio. También posee proteínas, fibra dietaria y grasas mono-insaturadas y poli-insaturadas. Así mismo, es rico en potasio, magnesio y selenio.

Ingredientes:

- 1/2 taza semillas de girasol
- 1/4 taza Aceite de oliva
- 1 taza Miel
- 1 huevo
- 1 ¼ cucharadas Polvo de cacao
- 1 cucharadita Colorante rojo
- 1 1/4 tazas Harina
- 1/2 cucharadita Sal
- 1 cucharadita Extracto de vainilla
- 1/2 taza leche
- ½ cucharadas Vinagre
- 2 cucharadas Agua
- 1/2 cucharadita Jugo de limón

- 1/2 cucharadita Bicarbonato de sodio

Glaseado de queso crema

- 4 onzas Queso crema

- 1/4 taza Aceite de oliva

- ¾ cucharadas Stevia

- 1/2 cucharadita Extracto de vainilla

Preparación:

Precalentar el horno a 350°.

Poner pilotines en moldes de magdalenas.

Usando una batidora eléctrica, mezclar la miel y el aceite de oliva. Añadir el huevo y batir bien. En un tazón pequeño, combinar el polvo de cacao y colorante rojo. Mezclar antes de transferir al tazón con líquidos. Agregar la harina y sal. Mezclar bien, añadir la vainilla, leche, vinagre y agua. En un tazón aparte, mezclar el jugo de limón y bicarbonato de sodio, y luego añadirlo a la masa. Distribuir la masa en los moldes. Hornear por 25 minutos.

Para hacer el glaseado, combinar todos los ingredientes y pulsar bien usando una batidora eléctrica. Esparcir sobre las magdalenas enfriadas.

Cantidad por porción:

Porciones: 6 • Tamaño de porción: 153 g

Calorías: 526

Grasas totales: 25.2g, Colesterol: 90 mg

Sodio: 496mg, potasio: 151mg

Carbohidratos totales: 71.2g, Azúcares: 49.4 g

Proteínas: 6.9g

Vitamina A 15% • Vitamina C 1 % • Calcio 6% • Hierro 11%

23.   Crujiente de Canela y Manzana

La canela ralentiza la rotura ósea y previene la pérdida de huesos de la osteoporosis. Una cucharada de canela contiene 78,2mg de calcio. También es rica en fibra y manganeso.

Ingredientes:

- 6 Manzanas, en cubos

- 2/3 taza Harina

- 2/3 taza Miel

- 1 cucharadita Sal

- 1 cucharada Canela

- 6 cucharadas de aceite de oliva

- 1 cucharada Aceite de oliva

Preparación:

Precalentar el horno a 350° y engrasar una fuente de 8x9 pulgadas con aceite de oliva.

Poner las manzanas en la fuente de hornear.

Para hacer la cubierta crujiente, batir en un tazón mediano la harina, miel, sal y canela. Añadir el aceite de oliva.

Mezclar con las manos hasta que la mezcla esté arenosa. Poner la cubierta sobre las manzanas. Hornear por 45 minutos o hasta que la cubierta esté dorada y las manzanas cocidas.

Cantidad por porción:

Porciones: 8 • Tamaño de porción: 173 g

Calorías: 248

Grasas totales: 10.7 g, Colesterol: 23mg

Sodio: 356mg, potasio: 176mg

Carbohidratos totales: 39.4g, Azúcares: 26.0g

Protein1.6 g

Vitamina A 5% • Vitamina C 17% • Calcio 2% • Hierro 7%

24. Ensalada de Pollo con Champiñones en Aderezo de Semillas de Sésamo

Las semillas de sésamo son una fuente excelente de magnesio, cobre, calcio, fósforo, hierro, zinc, molibdeno y selenio. Una cucharada de semillas contiene 37mg de calcio. El zinc ayuda a incrementar la densidad ósea.

Ingredientes:

- 1 cucharada Semillas de sésamo tostadas, molidas

- ½ taza Filete de pechuga de pollo, en cubos

- 1 lechuga romana mediana

- 1 taza Espinaca

- ¾ taza Champiñones shitake, en rodajas finas

- 1/2 taza Tomates, en trozos

- 1 cucharada Cebollas, en trozos

- 1 cucharada Aceite de oliva

- Sal y pimienta a gusto

Aderezo de Ensalada:

- ½ cucharadas Aceite de sésamo

- ½ cucharadas de aceite de oliva

- ½ taza Dashi (caldo de pescado japonés)

- 1/3 taza Salsa de pescado
- 2 cucharadas Miel

Preparación:

En un tazón pequeño, hacer el aderezo mezclando el aceite de sésamo, aceite de oliva, Dashi, salsa de pescado y miel.

En un tazón mediano, mezclar todos los vegetales.

Sazonar el pollo y champiñones shitake con sal y pimienta, y saltear junto con las cebollas en aceite de oliva a fuego medio. Cocinar hasta que la cebolla trasluzca y el pollo esté bien cocido. Remover y mezclar con la ensalada.

Rociar con el aderezo de semillas de sésamo y servir.

Cantidad por porción:

Porciones: 2 • Tamaño de porción: 395 g

Calorías: 371

Grasas totales: 21.5g, Colesterol: 31mg

Sodio: 2580mg, potasio: 710mg

Carbohidratos totales: 32.5 g, Azúcares: 17.8 g

Proteínas: 16.9 g

Vitamina A 36 % • Vitamina C 30% • Calcio 13% • Hierro 43%

25.   Sándwich de Carne Asada con Berro

El berro se cree que limpia la sangre. Tiene más hierro que la espinaca, más vitamina C que las naranjas, y más calcio que un vaso de leche. También puede inhibir los carcinógenos y contiene fito-nutrientes que ayudan a prevenir enfermedades.

Ingredientes:

- 3 onzas Punta de solomillo, en rodajas finas
- 1 cucharadita Aceite de oliva
- 1 Cebolla blanca grande, en anillos
- 1/8 cucharadita Polvo de ajo
- Sal and pimienta
- ¼ taza Berro
- 1 cebolla blanca grande, en anillos.
- 1 pan francés
- 4 onzas Queso provolone, en rodajas finas

Preparación:

Cepillar la carne con aceite de oliva y sazonar con polvo de ajo, pimienta y sal. Cocinar en un horno a 250° por 10 minutos.

Saltear la cebolla y aceite de oliva a fuego medio hasta que dore. Sazonar con sal y pimienta.

Cortar el pan por la mitad. Poner la carne sobre el pan, hacer una capa con berro, otra con la cebolla caramelizada y una última con queso. Llevar al horno por 2 minutos hasta que el queso se haya derretido. Servir.

Cantidad por porción:

Porciones: 2 • Tamaño de porción: 214g

Calorías: 281

Grasas totales: 17.6g, Colesterol: 39mg

Sodio: 505mg, potasio: 308mg

Carbohidratos totales: 15.4g, Azúcares: 6.7g

Proteínas: 16.3g

Vitamina A 11% • Vitamina C 21% • Calcio 46% • Hierro 4%

26.   Curry de Pollo con Papaya Verde

La papaya es rica en vitamina C, que ayuda a remover los radicales libres del cuerpo, impulsa el sistema inmune y funciona como antiinflamatorio. Es también rica en vitamina K, que ayuda en la absorción del calcio y reduce la excreción del mismo en orina.

Ingredientes:

- 500 g. Filete de pechuga de pollo, en tiras

- 2 tazas Green papaya, en rodajas de 2 pulgadas

- 2 cucharadita Polvo de curry

- 2 cucharadas de aceite vegetal

- 1 Cebolla, en trozos finos

- 2 cucharadas Ajo, picado

- 1 cucharada Jengibre

- 2 tazas Caldo de pollo

- 2 tazas Leche de coco

- 1 taza Arroz jazmín, cocido

Preparación:

Saltear el ajo a fuego medio hasta que ennegrezca y la

cebolla hasta que trasluzca. Añadir el polvo de curry y el pollo. Cocinar hasta que dore, unos 5-7 minutos. Agregar la papaya, caldo de pollo y leche de coco. Bajar el fuego y cocinar hasta que la salsa esté cremosa y espesa, unos 10 minutos. Sazonar con sal y pimienta a gusto. Servir con arroz.

Cantidad por porción:

Porciones: 6 • Tamaño de porción: 301 g

Calorías: 519

Grasas totales: 30.4g, Colesterol: 74mg

Sodio: 340mg, potasio: 542mg

Carbohidratos totales: 32.4 g, Azúcares: 3.8g

Proteínas: 30.1g

Vitamina A 1% • Vitamina C 8% • Calcio 4% • Hierro 21%

27.   Crema Dory con Acelga

La acelga provee excelente soporte óseo por el calcio, magnesio y vitamina K. La vitamina K1 en particular previene la activación excesiva de osteoclastos, que son responsables por la rotura ósea. Adicionalmente, la bacteria presente en los intestinos, convierte la vitamina K1 en K2, que activa la osteocalcina, la mayor proteína sin colágeno del hueso.

Ingredientes:

- 1 cucharada Aceite de oliva
- 2 cucharadas Ajo
- 4 Filetes de crema dory
- 12 tazas Hojas de acelga en piezas de 2 pulgadas
- 2 cucharadas Jugo de limón
- 2 cucharadas de aceite de oliva
- 1/8 cucharadita Sal
- 1/8 cucharadita Pimienta

Preparación:

Sazonar los filetes con aceite de oliva, sal y pimienta.

En una sartén a fuego medio, saltear el ajo en aceite de oliva. Añadir los filetes y cocinar hasta que doren, unos 2 minutos de cada lado. Agregar el jugo de limón y acelga, y cocinar hasta que marchite, unos 4 minutos. Sazonar con sal y pimienta.

Cantidad por porción:

Porciones: 2 • Tamaño de porción: 262g

Calorías: 229

Grasas totales: 20.5 g, Colesterol: 15mg

Sodio: 655mg, potasio: 876mg

Carbohidratos totales: 11.3g, Azúcares: 2.8g

Proteínas: 4.6g

Vitamina A 268% • Vitamina C 124% • Calcio 13% • Hierro 23%

28.   Fideos de Algas Asiáticos Dulces

Las algas absorben numerosos nutrientes de su alrededor. Es por ello que son ricas en vitaminas, elementos traza, encimas y minerales. Las algas son conocidas por tener más calcio que la col rizada o los vegetales verdes.

Ingredientes:

- 1 paquete Fideos de alga, ablandados con agua
- 1/4 taza tamari sin gluten
- 1/2 taza caldo vegetal
- 1 cucharada vinagre de vino de arroz
- 1 cucharada Aceite de sésamo
- 1 cucharada Semillas de sésamo
- 1 cucharadita Maicena
- 3 cucharadas Miel
- 1 cebolla pequeña, en cubos
- ¼ taza Puerros, en trozos
- 1 cucharada Ajo, picado
- ¼ taza Jengibre, sin piel y rallado
- ½ taza Green pimiento, en rodajas finas
- 1 taza Berro

- 1 /2 taza zanahoria
- 1 taza Champiñones shitake, en rodajas

Preparación:

Calentar un wok a fuego máximo. Freír el ajo, cebollas, puerros y pimientos por 3 minutos. Añadir el jengibre, zanahorias, berro y champiñones. Revolver hasta que los vegetales ablanden. Añadir el tamari, caldo vegetal, maicena, miel, vinagre de vino de arroz y aceite de sésamo. Revolver bien. Reducir el fuego y revolver constantemente hasta que la salsa espese, unos 2 minutos. Agregar los fideos y rociar con semillas de sésamo. Servir caliente.

Cantidad por porción:

Porciones: 3 • Tamaño de porción: 324 g

Calorías: 256

Grasas totales: 7.5g, Colesterol: 0mg

Sodium1843 mg, potasio: 512mg

Carbohidratos totales: 43.3 g, Azúcares: 18.0g

Proteínas: 8.1g

Vitamina A 80% • Vitamina C 56% • Calcio 24% • Hierro 30%

29.   Torta de Banana

La banana es rica en un carbohidrato llamado fructooligosacárido, que permite el incremento en la producción de enzimas digestivas y vitaminas que ayudan a absorber nutrientes fortalecedores de los huesos como el calcio y magnesio.

Ingredientes:

- 3 tazas Harina
- 2 2/3 tazas Melaza
- 1 taza Aceite de oliva
- 4 Bananas maduras, aplastadas
- 1/4 taza leche
- 2 Huevos
- 1 cucharadita extracto de vainilla

Preparación:

Precalentar el horno a 350°.

Mezclar la miel y el aceite de oliva hasta que se integren bien. Hacer un puré con la banana usando una procesadora. Transferir a la mezcla de aceite de oliva y miel. En un tazón pequeño, batir los huevos. Verter al tazón. Mezclar los ingredientes restantes. Batir bien hasta obtener una consistencia espesa y suave. Verter la mezcla en una fuente redonda de 9 pulgadas engrasada. Hornear por 40 minutos.

Cantidad por porción:

Porciones: 12 • Tamaño de porción: 175 g

Calorías: 510

Grasas totales: 16.7g, Colesterol: 28mg

Sodio: 41mg, potasio: 1255mg

Carbohidratos totales: 87.7 g, Azúcares: 45.7g

Proteínas: 4.8g

Vitamina A 11% • Vitamina C 6% • Calcio17 % • Hierro 28%

30.   Pavo con Col Rizada en Salsa de Nuez

Una taza de col rizada cocina tiene 1,062mg de vitamina K, más de 1300% de la dosis diaria recomendada. Ésta es importante en el re modelamiento óseo saludable, y junto con la vitamina D, regula la producción de osteoclastos.

Ingredientes:

- 1 lb. Col rizada
- 300g. Pavo
- 1 cucharada Ajo, en trozos finos
- 2 cucharadas Cebolla, picada
- 1 cucharada Aceite de oliva
- Sal a gusto

Salsa de nuez:

- 1 rebanada de pan francés, sin costra
- ½ taza Leche
- 3 tazas nueces
- 2 cucharadas Ajo, picado
- 2 cucharadas Cebolla, en cubos finos
- 1 cucharada pimentón

- 1/4 cucharadita Pimienta cayena

- 2 tazas Caldo de pavo

- Sal

Preparación:

Hervir el pavo por 2-3 horas a fuego mínimo. Colar el caldo y dejar a un lado. Rallar el pavo.

Hervir la col rizada hasta que ablande o por 10 minutos. Colar bien.

Para hacer la salsa de nuez, remojar el pan en leche. Mezclar el pan con nueces, ajo, cebolla, sal, pimienta cayena, pimentón y caldo de pavo en una licuadora, hasta obtener una consistencia suave.

En una sartén grande a fuego medio, saltear el ajo en aceite de oliva hasta que ennegrezca. Añadir la col rizada, y cocinar hasta que las hojas marchiten, unos 5 minutos. Agregar el pavo. Revolver, transferir a un plato y verter la salsa de nuez encima.

Cantidad por porción:

Porciones: 10 • Tamaño de porción: 137 g

Calorías: 340

Grasas totales: 25.5g, Colesterol: 24mg

Sodio: 115mg, potasio: 553mg

Carbohidratos totales:12.5 g, Azúcares: 1.3g

Proteínas: 20.2 g

Vitamina A 148 % • Vitamina C 94% • Calcio 11% •

Hierro29 %

31.   Crepes de Moras y Jarabe de Arce

Como la espinaca, ciruelas y manzanas, las moras son ricas en bio-flavonoides y vitamina C. Su color oscuro sugiere que contienen una alta cantidad de antioxidante. También poseen gran cantidad de calcio y magnesio, que ayuda en la absorción de calcio y potasio en el cuerpo. El fósforo ayuda a regular el calcio, construir huesos más fuertes y un apropiado funcionamiento celular.

Ingredientes:

- 1/2 taza de Moras
- 1 taza Harina
- 2 Huevos
- 1 taza Leche
- 1/4 taza Agua
- 4 cucharadas de aceite de oliva
- 4 cucharadas Jarabe de arce
- ½ taza Miel
- 1/8 cucharadita Sal

Preparación:

Combinar las moras y jarabe de arce en una sartén pequeña a fuego medio. Remover del fuego y enfriar.

Batir los huevos y sal, Añadir lentamente la leche y alternar con harina. Mezclar bien. Agregar batiendo la miel y aceite de oliva.

Engrasar una sartén antiadherente de 8 pulgadas y poner sobre el fuego medio. Verter ¼ taza de mezcla y esparcir bien. Cocinar hasta que dore de ambos lados. Poner las moras y jarabe de arce en el centro de la crepe. Doblar por la mitad y transferir a un plato tibio.

Cantidad por porción:

Porciones: 4 • Tamaño de porción: 163 g

Calorías: 330

Grasas totales: 15.3g, Colesterol: 117mg

Sodio: 218mg, potasio: 142mg

Carbohidratos totales: 40.5g, Azúcares: 14.9g

Proteínas: 8.1g

Vitamina A 10% • Vitamina C 0% • Calcio 11% • Hierro 12%

32.   Sopa de Nabos Verdes

Los nabos verdes están repletos de folato, antioxidantes y calcio. El sabor amargo es asociado con la presencia de una cantidad concentrada de calcio en formas variadas como cloruro de calcio, sulfato de calcio, lactato de calcio, pectado de calcio, y otras formas.

Ingredientes:

- 1 cucharadita Aceite vegetal
- 1 lb. Salchicha ahumada, en rodajas finas
- 4 cucharadas Cebolla, picada
- 5 tazas Caldo de pollo
- 2 20 onzas nabo verde enlatado
- 2 14 onzas frijoles cannellini enlatados
- 1 paquete Mix de vegetales de sopa
- 1 cucharadita Salsa de pimienta picante
- 1 cucharadita Polvo de ajo
- Sal y pimienta a gusto

Preparación:

En una sartén a fuego medio, dorar la salchicha levemente

en aceite vegetal. Agregar los otros ingredientes y cocinar hasta que el sabor deseado se alcance, unos 30 minutos. Servir caliente.

Cantidad por porción:

Porciones: 12 • Tamaño de porción: 311 g

Calorías: 400

Grasas totales: 12.5g, Colesterol: 32mg

Sodio: 655mg, potasio: 1414mg

Carbohidratos totales:47.3 g, Azúcares: 2.7g

Proteínas: 26.5g

Vitamina A 219% • Vitamina C 100% • Calcio 28% • Hierro 40%

33.   Pan de Banana, Dátiles y Nueces

Los dátiles marrones tienen un buen valor nutricional, y usualmente están repletos de fibras naturales, vitaminas y minerales. Son bajos en calorías y no tienen colesterol.

Ingredientes:

- 3 Bananas maduras, aplastadas
- 1/2 taza dátiles marrones, en trozos pequeños
- 1/2 taza Nueces
- 2 tazas Miel
- 3/4 taza Aceite de oliva
- 1½ tazas Harina
- 3 Huevos
- 6 cucharadas Leche
- 1 cucharadita Extracto de vainilla

Preparación:

Precalentar el horno a 350°.

Batir el aceite de oliva y miel hasta que esté suave. Añadir los huevos y leche. Agregar la harina y batir bien. Añadir la vainilla, bananas, dátiles y nueces. Mezclar hasta que la consistencia sea homogénea. Transferir a una fuente engrasada y hornear por 1 hora.

Cantidad por porción:

Porciones: 8 • Tamaño de porción: 186 g

Calorías: 575

Grasas totales: 14.2g, Colesterol: 108mg

Sodio: 152mg, potasio: 332mg

Carbohidratos totales: 87.9g, sugars63.3 g

Protein7.7 g

Vitamina A 13% • Vitamina C 7% • Calcio 4% • Hierro 10%

34. Sándwich Rápido de Mantequilla de Maní, Canela y Pasas

Las pasas de uva son una muy buena fuente de boro, un micronutriente que es vital para la formación apropiada de hueso y absorción eficiente de calcio. El boro es particularmente beneficioso para prevenir la osteoporosis en mujeres menopáusicas, y ha sido demostrado que ayuda a prevenir enfermedades óseas y de las articulaciones.

Ingredientes:

- 2 rebanadas de pan de trigo integral
- 1 1/2 cucharadas Mantequilla de maní
- 1 cucharadita Pasas de uva
- 1/8 cucharadita Canela

Preparación:

En un tazón pequeño, combinar todos los ingredientes y mezclar bien. Esparcir generosamente en una rebanada de pan integral y servir.

Cantidad por porción:

Porciones: 1 • Tamaño de porción: 83 g

Calorías: 289

Grasas totales:14.0g, Colesterol: 0mg

Sodio: 375mg, potasio: 319mg

Carbohidratos totales: 30.5g, Azúcares: 7.2g

Proteínas: 13.3g

Vitamina A 0% • Vitamina C 0% • Calcio7 % • Hierro 21%

35.   Fideos con Pollo e Higos Fritos

Los higos secos tienen una alta concentración de calcio, potasio, fibra y azúcar. Solo dos de estos dulces proveen 55mg de calcio, casi un 6% de la dosis diaria necesaria.

Ingredientes:

- 350 g. Fideos al huevo
- 300g. Pollo, en tiras
- 3/4 taza Cebollas, en trozos
- 1 cucharada Cebolla verdes
- 4 cucharadas de aceite de oliva
- 10 Higos secos, bien cortados
- 3/4 taza Miel
- 3 cucharadas Jugo de limón
- 2 cucharadas Ajo, picado
- 1 cucharadita Sal
- 1 cucharadita Pimentón

Preparación:

Cocinar los fideos de acuerdo a las instrucciones del paquete. Colar y dejar a un lado.

En una sartén a fuego medio, saltear las cebollas en aceite de oliva hasta que trasluzcan. Añadir el pollo y cocinar hasta que dore. Agregar el ajo, higos, miel, jugo de limón y sal. Hervir, bajar el fuego, tapar y cocinar por 20 minutos, o hasta que la mezcla esté espesa. Añadir las cebollas verdes y pimentón, y revolver. Agregar los fideos, mezclar y servir.

Cantidad por porción:

Porciones: 10 • Tamaño de porción: 131 g

Calorías: 264

Grasas totales: 6.7g, Colesterol: 44mg

Sodio: 289mg, potasio: 315mg

Carbohidratos totales: 43.5g, Azúcares: 30.6g

Proteínas: 10.5g

Vitamina A 5% • Vitamina C 6% • Calcio 5% • Hierro 7%

36. Avena con Banana, Nueces y Pasas

La avena hace un desayuno ideal porque es llenador y provee numerosos beneficios de salud. Está repleta de fibra y calcio. Una taza de avena contiene 187,2mg de calcio.

Ingredientes:

- 1 1/2 taza Copos de avena
- 1/8 cucharadita Canela
- 1 cucharadita Pasas de uva
- 2 cucharadita Nueces crujientes
- 1/2 taza Banana, en rodajas
- 1 taza Agua
- 1 taza Leche
- 2 cucharadas jarabe de arce

Preparación:

Hervir la avena en agua y leche. Revolver frecuentemente. Transferir a un tazón y mezclar con todos los otros ingredientes.

Cantidad por porción:

Porciones: 4 • Tamaño de porción: 182 g

Calorías: 200

Grasas totales: 4.1g, Colesterol: 5mg

Sodio: 34mg, potassium247 mg

Carbohidratos totales: 35.5g, Azúcares: 11.8g

Proteínas: 6.6g

Vitamina A 1% • Vitamina C 3% • Calcio 10% • Hierro 9%

37. Batido de Higo Chumbo con Manzana y Frutillas

Los higos chumbos contienen una alta cantidad de calcio. Son altos en vitamina C, complejo B, magnesio, cobre, fibra dietaria y potasio. También tienen altos niveles de flavonoides, polifenoles y betalinas.

Ingredientes:

- 1 taza higo chumbo, pelado
- 3 tazas Manzanas
- 1 taza Frutillas
- 1 taza Yogurt entero
- 1 taza de hielo

Preparación:

Mezclar todos los ingredientes en una licuadora. Pulsar y transferir a vasos enfriados.

Cantidad por porción:

Porciones: 4 • Tamaño de porción: 179 g

Calorías: 98

Grasas totales: 1.0g, Colesterol: 4mg

Sodio: 44mg, potasio: 286mg

Carbohidratos totales:18.4 g, Azúcares: 14.6g

Protein4.0 g

Vitamina A 1% • Vitamina C 46% • Calcio 12% • Hierro3 %

38.   Ensalada de Pollo y Damasco

El damasco es rico en hierro, vitamina A y C, beta-carotenos y potasio. La vitamina K presente en damascos mejora la salud ósea al mismo tiempo que reduce la ocurrencia de fracturas óseas. Dos onzas de damascos secos contienen 52mg de calcio.

Ingredientes:

- 200g. Sobras de pollo, rallado

- 1 taza Damasco, en cubos

- 1/2 taza nueces pecanas

- 1 lechuga romana mediana

- 3/4 taza Papas, al vapor y en cubos

Aderezo

- 3/4 taza Mayonesa

- 1/4 taza Mostaza

- 2 cucharadas Miel

Preparación:

Para hacer el aderezo, mezclar todos los ingredientes.

En un tazón mediano, mezclar todos los vegetales, damasco, pollo y nueces pecanas. Cubrir con el aderezo y servir.

Cantidad por porción:

Porciones: 6 • Tamaño de porción: 175 g

Calorías: 250

Grasas totales:13.0 g, Colesterol: 33mg

Sodio: 235mg, potasio: 333mg

Carbohidratos totales: 22.5g, sugars11.2 g

Proteínas: 12.5g

Vitamina A 12% • Vitamina C 15% • Calcio 5% • Hierro 15%

39.   Sopa Cremosa de Cebolla

En un estudio realizado en la universidad de Basel, observaron que el péptido GPCS de la cebolla (sulfóxido y-glutamal-propenol-cisteína) reduce la rotura ósea en ratas. Las altas cantidades de sulfuro en las cebollas afecta la formación de tejido conectivo como el cartílago y tendón.

Ingredientes:

- 4 tazas Cebollas
- 2 cucharadas de aceite de oliva
- 2 cucharadas Ajo
- 3 tazas Caldo de pollo
- 1 Cubo de caldo de pollo
- 1 taza Crema
- 3 cucharadas Harina
- 1 1/2 taza Leche
- 1/4 taza Queso cheddar, rallado
- 1/8 cucharadita Pimienta

Preparación:

Para hacer la salsa blanca, en una cacerola pequeña a fuego

medio añadir el aceite de oliva y la harina hasta que espese. Verter la leche lentamente y revolver constantemente hasta que la mezcla esté espesa. Agregar la crema y dejar a un lado.

En una cacerola mediana a fuego medio/bajo, cocinar el ajo y cebollas en aceite de oliva hasta que ablanden. Revolver frecuentemente. Añadir el caldo de pollo, cubo de caldo y pimienta, y revolver ocasionalmente.

Agregar la salsa blanca y el queso cheddar a la mezcla de cebolla. Cocinar a fuego medio/bajo hasta que el queso derrita y todos los ingredientes se hayan incorporado, revolviendo ocasionalmente. Bajar el fuego y cocinar por otros 30-45 minutos.

Cantidad por porción:

Porciones: 6 • Tamaño de porción: 281 g

Calorías: 151

Grasas totales: 6.5g, Colesterol: 19mg

Sodio: 563mg, potasio: 288mg

Carbohidratos totales:16.0 g, Azúcares: 7.3g

Protein7.4 g

Vitamina A 3% • Vitamina C 10 % • Calcio 15% • Hierro 4%

40.   Flan de Leche

El consumo regular de lácteos está asociado con menores tasas de osteoporosis y mejor salud ósea. La leche contiene una alta cantidad de fosfato, que incrementa la retención de calcio y mejora la salud ósea.

Ingredientes:

- 1 taza Jarabe de arce

- 7 huevos

- 400g Leche condensada

- 380g. Leche evaporada

Preparación:

Engrasar tazones individuales.

Mezclar la leche condensada y leche evaporada en un tazón hasta que estén bien combinadas. Batir los huevos en la mezcla, uno por vez.

La mezcla terminada debería ser suave, espumosa y cremosa. Añadir 1 cucharadita de extracto de vainilla. Verter en los tazones y refrigerar. Servir frío.

Cantidad por porción:

Porciones: 8 • Tamaño de porción: 144 g

Calorías: 310

Grasas totales: 11.8g, Colesterol: 174mg

Sodio: 168mg, potasio: 381mg

Carbohidratos totales: 40.6g, Azúcares: 40.6g

Proteínas: 12.0g

Vitamina A 9% • Vitamina C 4% • Calcio 29% • Hierro 5%

41.   Panqueques de Arándanos y Yogurt

Una taza de yogurt contiene 42% de la dosis diaria recomendada de calcio. El yogurt es una excelente fuente de calcio, vitaminas B2 y B12, potasio y magnesio. También es rico en pro-bióticos que mejoran el sistema inmune.

Ingredientes:

- 1 ½ tazas Harina común

- 2 cucharadas Miel

- 120 ml. Yogurt entero bajo en grasas

- 1 taza Arándanos, congelados

- 2 cucharadita Polvo de hornear

- ½ cucharadita Bicarbonato de sodio

- ½ cucharadita sal

- 1 ½ tazas Leche

- 2 cucharadas de aceite de oliva

- 2 Huevos

Preparación:

En un tazón grande, combinar y batir la harina, polvo de hornear, bicarbonato de sodio y sal. En otro tazón, combinar la leche, huevos, yogurt, aceite de oliva y aceite para cocinar. Mezclar ambas hasta obtener una masa homogénea. Añadir las bayas congeladas. Calentar el aceite en una plancha a fuego medio/alto. Verter un poco de masa y cocinar por 2 minutos, hasta que dore. Dar vuelta y cocinar 2 minutos más. Tomar el panqueque y transferir a un plato.

Cantidad por porción:

Porciones: 4 • Tamaño de porción: 214 g

Calorías: 344

Grasas totales: 10.4 g, Colesterol: 105mg

Sodio: 568mg, potasio: 414mg

Carbohidratos totales: 52.9g, sugars14.0 g

Proteínas: 11.0g

Vitamina A 6% • Vitamina C 10% • Calcio 24% • Hierro 18%

42.   Vainilla con Semillas de Chía

Las semillas de chía contienen casi la misma cantidad de calcio que una taza de leche. Son también ricas en ácidos grasos con omega 3, que ayudan a disminuir el riesgo de enfermedades cardíacas e infartos. También contienen una alta cantidad de fibra dietaria.

Ingredientes:

- ½ taza Leche de almendra
- 2 cucharadas Miel
- 1 cucharada Polvo de cacao
- 1 cucharada Semillas de chía
- 1 taza de hielo
- 1 cucharada Extracto de vainilla
- Crema batida para decorar

Preparación:

Hervir la leche de almendra con el extracto de vainilla en 4 onzas de agua. Enfriar y transferir a una licuadora junto con los otros ingredientes. Pulsar y servir en vasos enfriados.

Cantidad por porción:

Porciones: 2 • Tamaño de porción: 84 g

Calorías: 209

Grasas totales: 14.8g, Colesterol: 0mg

Sodio: 10mg, potasio: 237mg

Carbohidratos totales: 17.6g, sugars14.9 g

Proteínas: 1.9g

Vitamina A 0% • Vitamina C 3% • Calcio 1% • Hierro8 %

43.   Ensalada de Salmón Ahumado con Eneldo

Ingredientes:

- 1 taza Salmón ahumado, en rodajas finas
- 1 cucharadita Jugo de limón
- 2 cucharadas de aceite de oliva
- 1 cucharada Eneldo
- 2 cabezas de lechuga romana

Preparación:

En un tazón mediano, mezclar el eneldo, jugo de limón y aceite de oliva. Añadir el salmón ahumado y mezclar hasta cubrir completamente. Agregar la lechuga romana, mezclar y servir.

Cantidad por porción:

Porciones: 2 • Tamaño de porción: 343 g

Calorías: 169

Grasas totales: 14.7g, Colesterol:0 mg

Sodio: 21mg, potasio: 511mg

Carbohidratos totales: 10.6g, Azúcares: 3.3g

Proteínas: 1.8g

Vitamina A 2% • Vitamina C 28% • Calcio 3% • Hierro 53%

JUGOS

1.   Jugo de Moras y Naranja

Ingredientes:

1 taza de moras frescas

1 naranja grande, sin piel

2 gajos de sandía, sin semillas

½ taza de agua de coco pura, sin endulzar

1 cucharada de miel cruda

Preparación:

Lavar las moras bajo agua fría y dejar a un lado.

Pelar la naranja y dividirla en gajos. Dejar a un lado.

Cortar la sandía por la mitad. Cortar dos gajos grandes y pelarlos. Trozar y remover las semillas. Dejar a un lado.

Combinar las moras, naranja y sandía en una juguera, y pulsar.

Transferir a vasos y añadir el agua de coco y miel.

Refrigerar 5 minutos antes de servir.

Información nutricional por porción: Kcal: 264, Proteínas: 7.2g, Carbohidratos: 78.6g, Grasas: 1.7g

2.   Jugo de Menta y Apio

Ingredientes:

1 taza de palta, en rodajas

1 cucharada de menta fresca, picada

1 taza de apio, en trozos

1 taza de repollo verde, en trozos

½ taza de agua de coco pura, sin endulzar

Preparación:

Pelar la palta y cortarla por la mitad. Remover el carozo y trozar. Dejar a un lado.

Lavar y trozar el apio. Dejar a un lado.

Lavar la menta y repollo bajo agua fría, y romper con las manos. Dejar a un lado.

Procesar la menta, apio, palta y repollo en una juguera, y pulsar.

Transferir a vasos y añadir el agua de coco. Decorar con menta fresca y agregar hielo.

Información nutricional por porción: Kcal: 219, Proteínas: 4.8g, Carbohidratos: 20.8g, Grasas: 21.6g

3.   Jugo de Limón y Pepino

Ingredientes:

1 limón grande, sin piel

4 tazas de pepino

3 manzanas Granny Smith grandes, sin centro

¼ taza de agua

1 cucharada de miel líquida

Preparación:

Pelar el limón y cortarlo por la mitad. Dejar a un lado.

Lavar el pepino y cortarlo en rodajas gruesas. Dejar a un lado.

Lavar las manzanas y remover el centro. Trozar y dejar a un lado. Combinar el limón, pepino y manzanas en una juguera, y pulsar. Transferir a un vaso y añadir el agua y miel líquida.

Decorar con menta fresca. Agregar algunos cubos de hielo antes de servir.

Información nutricional por porción: Kcal: 327, Proteínas: 4.7g, Carbohidratos: 97g, Grasas: 1.5g

4. Jugo de Pomelo y Lima

Ingredientes:

1 pomelo entero, sin piel

1 lima entera, sin piel

2 tazas de cerezas, sin carozo

1 cucharada de menta fresca, en trozos

Preparación:

Pelar el pomelo y dividirlo en gajos. Dejar a un lado.

Pelar la lima y cortarla por la mitad. Dejar a un lado.

Lavar las cerezas bajo agua fría. Cortar por la mitad y remover los carozos. Dejar a un lado.

Procesar las cerezas, pomelo y lima en una juguera, y pulsar. Transferir a vasos y decorar con menta fresca.

Información nutricional por porción: Kcal: 266, Proteínas: 5.3g, Carbohidratos: 79.4g, Grasas: 1g

5.   Jugo de Pera y Repollo

Ingredientes:

1 pera grande, sin centro

1 taza de repollo verde, en trozos

4 tazas de zapallo calabaza, en rodajas

½ taza de agua de coco pura, sin endulzar

Preparación:

Lavar la pera y remover el centro. Trozar y dejar a un lado.

Lavar el repollo y trozarlo. Dejar a un lado.

Lavar el zapallo calabaza y cortarlo por la mitad. Remover las semillas, trozar y dejar a un lado. Reservar el resto.

Combinar la pera, repollo verde y zapallo calabaza en una juguera, y pulsar.

Transferir a vasos y añadir el agua de coco.

Agregar hielo y servir inmediatamente.

Información nutricional por porción: Kcal: 192, Proteínas: 7g, Carbohidratos: 59.9g, Grasas: 1.7g

6. Jugo de Coco y Bayas

Ingredientes:

1 taza de arándanos

1 taza de frutillas

1 taza de arándanos agrios

1 taza de frambuesas

1 taza de moras

1 manzana Granny Smith pequeña

¼ taza de agua

1 cucharadita de azúcar de coco pura

2 onzas de agua

Preparación:

Combinar las bayas en un colador y lavar bajo agua fría. Cortar las frutillas por la mitad y dejar a un lado.

Remojar las bayas en agua por 5 minutos. Colar y dejar a un lado.

Lavar la manzana y remover el centro. Trozar y dejar a un lado.

Procesar las bayas y manzana en una juguera. Transferir a vasos y añadir el azúcar de coco y agua.

Agregar hielo y servir.

Información nutricional por porción: Kcal: 210, Proteínas: 5.7g, Carbohidratos: 82g, Grasas: 2.4g

7.   Jugo de Kiwi y Col Rizada

Ingredientes:

4 kiwis, sin piel

2 tazas de col rizada, en trozos

1 taza de mango, en trozos

1 cucharada de menta fresca, picada

Preparación:

Pelar los kiwis y cortarlos por la mitad. Dejar a un lado.

Lavar la col rizada y romper con las manos. Dejar a un lado.

Lavar y trozar el mango. Dejar a un lado.

Combinar los kiwis, col rizada y mango en una juguera, y pulsar.

Transferir a vasos y añadir algunos cubos de hielo. Decorar con menta y servir inmediatamente.

Información nutricional por porción: Kcal: 272, Proteínas: 10.3g, Carbohidratos: 77g, Grasas: 3.3g

8.   Jugo de Pepino y Jengibre

Ingredientes:

1 pepino grande

1 nudo de jengibre, 1 pulgada

1 taza de batatas, en cubos

1 taza de espinaca, en trozos

Preparación:

Lavar el pepino y cortarlo en rodajas gruesas. Dejar a un lado.

Pelar el nudo de jengibre y dejar a un lado.

Pelar las batatas y cortarlas en cubos pequeños. Rellenar un vaso medidor y reservar el resto para otro jugo. Dejar a un lado.

Lavar la espinaca bajo agua fría y romper con las manos. Dejar a un lado.

Combinar el pepino, jengibre, batatas y espinaca en una juguera, y pulsar.

Transferir a vasos y añadir el agua. Refrigerar 5 minutos antes de servir.

Información nutricional por porción: Kcal: 190, Proteínas: 13.8g, Carbohidratos: 51.1g, Grasas: 1.7g

9.   Jugo de Frutilla y Manzana

Ingredientes:

1 taza de frutillas

1 manzana verde grande, sin centro

3 duraznos grandes, sin carozo

¼ cucharadita de jengibre, molido

Preparación:

Lavar las frutillas y cortar por la mitad. Dejar a un lado.

Lavar la manzana y remover el centro. Trozar y dejar a un lado.

Lavar los duraznos y cortarlos por la mitad. Remover los carozos y dejar a un lado.

Combinar las frutillas, manzana y duraznos en una juguera, y pulsar. Transferir a vasos y añadir el jengibre.

Refrigerar 10 minutos antes de servir.

Información nutricional por porción: Kcal: 64, Proteínas: 1.2g, Carbohidratos: 18.3g, Grasas: 0.1g

10.   Jugo de Berro y Lima

Ingredientes:

1 taza de berro, en trozos

1 lima entera, sin piel

1 taza de sandía, en cubos

1 rodaja de jengibre

1 taza de arándanos

Preparación:

Lavar y trozar el berro. Dejar a un lado.

Pelar la lima y cortarla por la mitad. Dejar a un lado.

Cortar la sandía por la mitad. Para una taza, necesitará 1 gajo grande. Pelarlo y trozarlo. Remover las semillas y dejar a un lado. Reservar el resto. Pelar la rodaja de jengibre y dejar a un lado.

Lavar los arándanos bajo agua fría y dejar a un lado. Procesar el berro, lima, sandía, jengibre y arándanos en una juguera. Transferir a un vaso y agregar hielo. Servir inmediatamente.

Información nutricional por porción: Kcal: 129, Proteínas: 3g, Carbohidratos: 37.4g, Grasas: 0.8g

11. Jugo de Moras y Uvas

Ingredientes:

1 taza de moras frescas

1 taza de uvas negras

1 taza de frutillas frescas

1 manzana verde mediana, sin centro

2 onzas de agua de coco

Preparación:

Combinar las moras y frutillas en un colador. Lavar bajo agua fría y dejar a un lado.

Lavar las uvas y dejar a un lado.

Lavar la manzana y remover el centro. Trozar y dejar a un lado.

Procesar las moras, uvas, frutillas y manzana en una juguera. Transferir a vasos y añadir el agua de coco.

Agregar algunos cubos de hielo antes de servir.

Información nutricional por porción: Kcal: 201, Proteínas: 4.3g, Carbohidratos: 63.4g, Grasas: 1.7g

12.   Jugo de Zanahoria y Manzana

Ingredientes:

2 zanahorias grandes

1 manzana Granny Smith grande

2 tazas de calabaza, sin semillas

1 rodaja de jengibre pequeña

Preparación:

Lavar las zanahorias y cortarlas en rodajas gruesas. Dejar a un lado.

Lavar la manzana y remover el centro. Trozar y dejar a un lado.

Pelar la calabaza y remover las semillas. Cortar en cubos pequeños y rellenar un vaso medidor. Reservar el resto de la calabaza en la nevera. Pelar la rodaja de jengibre y dejar a un lado. Procesar las zanahorias, manzana, calabaza y jengibre en una juguera. Transferir a vasos y refrigerar antes de servir.

Información nutricional por porción: Kcal: 246, Proteínas: 5.1g, Carbohidratos: 75g, Grasas: 1.1g

13.   Jugo de Ajo y Espárragos

Ingredientes:

2 calabacines medianos, sin piel y en trozos

1 diente de ajo, sin piel

6 tallos de espárragos, recortados

3 tomates roma, en trozos

4 zanahorias grandes

¼ cucharadita de sal

Preparación:

Pelar el diente de ajo y dejar a un lado.

Lavar los espárragos y remover las puntas. Trozar y dejar a un lado.

Pelar el calabacín y remover las semillas. Trozar y dejar a un lado.

Lavar los tomates y cortarlos en cuartos. Reservar el jugo. Dejar a un lado.

Lavar las zanahorias y trozarlas. Dejar a un lado.

Combinar el ajo, espárragos, tomates, calabacín y zanahorias en una juguera, y pulsar.

Transferir a vasos y añadir un poco de agua para ajustar el espesor.

Servir inmediatamente.

Información nutricional por porción: Kcal: 92, Proteínas: 5.4g, Carbohidratos: 27.3g, Grasas: 0.9g

14.   Jugo de Brócoli y Verdes de Mostaza

Ingredientes:

1 taza de brócoli fresco

1 taza de verdes de mostaza, en trozos

2 alcachofas grandes, sin piel y en trozos

1 taza de albahaca fresca, en trozos

1 pepino grande

3-4 hojas de espinaca, en trozos

¼ cucharadita de Pimienta cayena, molida

Preparación:

Lavar el brócoli y trozarlo. Dejar a un lado.

Combinar los verdes de mostaza, albahaca y espinaca en un colador. Lavar bajo agua fría y romper con las manos. Dejar a un lado.

Recortar las hojas externas de la alcachofa. Trozar y dejar a un lado.

Lavar el pepino y cortarlo en rodajas gruesas. Dejar a un lado.

Procesar el brócoli, verdes de mostaza, alcachofa, albahaca, espinaca y pepino en una juguera.

Transferir a un vaso y añadir la pimienta cayena. Puede agregar un poco de sal.

Refrigerar 5 minutos antes de servir.

Información nutricional por porción: Kcal: 157, Proteínas: 18.3g, Carbohidratos: 55.4g, Grasas: 1.6g

15.   Jugo de Damasco y Verdes de Ensalada

Ingredientes:

1 damasco entero, sin centro

1 taza de verdes de ensalada, en trozos

2 manzana Dorada Deliciosa pequeñas, sin piel ni centro

¼ taza de agua de coco pura, sin endulzar

1 hoja de albahaca

Preparación:

Lavar el damasco y cortarlo por la mitad. Remover el carozo y trozar. Dejar a un lado.

Lavar los verdes de ensalada y romper con las manos. Dejar a un lado.

Lavar y pelar las manzanas. Remover el centro y trozar. Dejar a un lado. Procesar los damascos, verdes de ensalada y manzana en una juguera. Pulsar, transferir a un vaso y añadir el agua a coco. Decorar con una hoja de albahaca y agregar hielo antes de servir.

Información nutricional por porción: Kcal: 144, Proteínas: 2.3g, Carbohidratos: 44.9g, Grasas: 0.9g

16.   Jugo de Menta y Manzana

Ingredientes:

1 taza de menta fresca, en trozos

2 manzanas rojas medianas, sin centro

1 taza de frutillas frescas

1 gajo grande de melón dulce

2 onzas de agua de coco

Preparación:

Lavar la menta y romper con las manos. Dejar a un lado.

Lavar las manzanas y remover el centro. Trozar y dejar a un lado.

Lavar las frutillas bajo agua fría, y trozar. Dejar a un lado.

Cortar el melón por la mitad. Remover las semillas. Cortar un gajo grande y pelarlo. Trozar y poner en un tazón. Reservar el resto en la nevera. Procesar la menta, manzanas, frutillas y melón en una juguera. Transferir a vasos y añadir el agua de coco. Agregar cubos de hielo y servir inmediatamente.

Información nutricional por porción: Kcal: 293, Proteínas: 4.5g, Carbohidratos: 84g, Grasas: 1.6g

17.   Jugo de Pepino y Cantalupo

Ingredientes:

1 pepino grande, en rodajas

1 taza de cantalupo, sin piel y en cubos

1 mango grande, en trozos

2 cucharadas de menta fresca

Preparación:

Lavar el pepino y cortarlo en rodajas gruesas. Dejar a un lado.

Cortar el cantalupo por la mitad. Remover las semillas y pulpa. Cortar dos gajos y pelarlos. Trozar y dejar a un lado. Reservar el resto en la nevera.

Lavar el mango y trozarlo. Dejar a un lado.

Procesar el pepino, cantalupo y mango en una juguera.

Transferir a vasos y agregar algunos cubos de hielo antes de servir.

Decorar con hojas de menta.

Información nutricional por porción: Kcal: 268, Proteínas: 6.1g, Carbohidratos: 74.4g, Grasas: 1.9g

18.   Jugo de Repollo y Pepino

Ingredientes:

1 taza de repollo morado, en trozos

1 pepino entero

5 ciruelas grandes, sin carozo y por la mitad

1 limón grande, sin piel

1 taza de remolacha, recortada

2 onzas de agua

Preparación:

Lavar el repollo bajo agua fría. Colar y romper con las manos.

Lavar el pepino y cortarlo en rodajas gruesas. Dejar a un lado.

Lavar las ciruelas y cortarlas por la mitad. Remover los carozos y cortar en cuartos. Dejar a un lado.

Pelar el limón y cortarlo por la mitad. Dejar a un lado.

Lavar la remolacha y recortar las partes verdes. Trozar y dejar a un lado.

Procesar el repollo, pepino, ciruelas, limón y remolacha en una juguera.

Transferir a un vaso y añadir hielo antes de servir.

Información nutricional por porción: Kcal: 243, Proteínas: 8.3g, Carbohidratos: 73.6g, Grasas: 1.7g

19. Jugo de Apio y Puerro

Ingredientes:

1 taza de apio fresco

3 puerros grandes

2 tazas de verdes de remolacha, recortada

1 rodaja de cebolla amarilla pequeña

1 taza de col rizada fresca

1 pepino grande

1 nudo de jengibre, en rodajas

½ cucharadita de Sal Himalaya

Preparación:

Lavar el apio y puerro. Trozar y dejar a un lado.

Lavar los verdes de remolacha y col rizada, y romper con las manos. Dejar a un lado.

Pelar la cebolla y cortarla por la mitad. Cortar una rodaja y reservar el resto para otro jugo.

Lavar el pepino y cortarlo en rodajas gruesas. Dejar a un lado.

Pelar el jengibre y dejar a un lado.

Procesar el apio, puerro, verdes de remolacha, col rizada, cebolla, pepino y jengibre en una juguera.

Transferir a vasos y añadir la sal.

Refrigerar 10 minutos antes de servir.

Información nutricional por porción: Kcal: 230, Proteínas: 11.5g, Carbohidratos: 63.2g, Grasas: 2.1g

20.   Jugo de Ananá y Cereza

Ingredientes:

1 manzana Granny Smith grande, sin centro

1 taza de trozos de ananá

1 taza de cerezas, sin carozo

2 kiwis grandes, sin piel

Preparación:

Cortar la parte superior del ananá y pelarlo. Trozar, y reservar el resto en la nevera.

Lavar las cerezas bajo agua fría. Colar y remover los carozos. Dejar a un lado.

Lavar la manzana y remover el centro. Trozar y dejar a un lado.

Pelar los kiwis y cortarlos por la mitad. Dejar a un lado.

Combinar el ananá, cerezas, manzana y kiwis en una juguera, y pulsar.

Transferir a vasos y servir inmediatamente.

Información nutricional por porción: Kcal: 287, Proteínas: 4.2g, Carbohidratos: 84.5g, Grasas: 1.2g

21.   Jugo de Calabacín y Batata

Ingredientes:

1 calabacín grande, sin semillas

1 taza de batatas, en trozos

1 taza de chirivías, en trozos

1 rodaja de jengibre, 1 pulgada

2 onzas de agua

Preparación:

Pelar el calabacín y cortarlo por la mitad. Remover las semillas, trozar y dejar a un lado.

Pelar la batata y trozarla. Rellenar un vaso medidor y reservar el resto. Dejar a un lado.

Lavar las chirivías y recortar las partes verdes. Cortar en rodajas gruesas y rellenar un vaso medidor. Reservar el resto. Pelar la raíz de jengibre y dejar a un lado. Procesar el calabacín, batata, chirivías y jengibre en una juguera.

Transferir a vasos y añadir el agua. Refrigerar 5 minutos antes de servir.

Información nutricional por porción: Kcal: 216, Proteínas: 7.6g, Carbohidratos: 61.1g, Grasas: 1.5g

22.   Jugo de Lechuga y Calabaza

Ingredientes:

1 taza de Lechuga romana, en trozos

1 taza de lechuga de hoja roja, en trozos

1 taza de calabaza, en cubos

1 taza de apio, en trozos

1 taza de verdes de mostaza, en trozos

1 taza de Brotes de Bruselas, por la mitad

1 limón grande, sin piel

1 pepino grande

Preparación:

Combinar los verdes de mostaza, lechuga romana y lechuga roja en un colador, y lavar bajo agua fría. Colar y romper con las manos. Dejar a un lado.

Pelar la calabaza y remover las semillas. Cortar en cubos y reservar el resto en la envera.

Lavar y trozar el apio. Dejar a un lado.

Lavar los brotes de Bruselas y recortas las hojas externas. Cortar por la mitad y dejar a un lado.

Pelar el limón y cortarlo por la mitad. Dejar a un lado.

Lavar el pepino y cortarlo en rodajas gruesas. Dejar a un lado.

Procesar el apio, verdes de mostaza, lechuga romana, lechuga de hoja roja, calabaza, brotes de Bruselas, limón y pepino en una juguera.

Transferir a un vaso y añadir hielo antes de servir.

Información nutricional por porción: Kcal: 152, Proteínas: 10.2g, Carbohidratos: 48.4g, Grasas: 1.5g

23. Jugo de Lima y Apio

Ingredientes:

1 lima grande, sin piel

5 tallos de apio pequeños

¼ taza de menta fresca

¼ taza de espinaca fresca

3 onzas de agua de coco

Preparación:

Pelar la lima y cortarla en cuartos. Dejar a un lado.

Lavar y trozar los tallos de apio. Dejar a un lado.

Lavar la espinaca y menta en un colador. Trozar y poner en un tazón mediano. Agregar agua tibia y dejar reposar 5 minutos.

Combinar la lima, apio, menta y espinaca en una juguera, y pulsar. Transferir a vasos y añadir el agua de coco.

Refrigerar 5 minutos y servir.

Información nutricional por porción: Kcal: 45, Proteínas: 2.2g, Carbohidratos: 16.8g, Grasas: 1.6g

24. Jugo de Pimiento y Manzana

Ingredientes:

1 pimiento rojo grande sin semillas

1 manzana roja grande, sin centro

5 rábanos grandes, recortados

1 taza de lechuga de hoja roja

1 limón grande, sin piel

1 taza de berro

½ cucharadita de Sal Himalaya

Preparación:

Lavar el pimiento y cortarlo por la mitad. Remover las semillas y trozar. Dejar a un lado.

Lavar la manzana y remover el centro. Trozar y dejar a un lado.

Lavar los rábanos y recortar las partes verdes. Cortar por la mitad y dejar a un lado.

Combinar la lechuga roja y berro en un colador, y lavar bajo agua fría. Romper con las manos y dejar a un lado.

Pelar el limón y cortarlo por la mitad. Dejar a un lado.

Procesar el pimiento, manzana, rábanos, lechuga roja, berro y limón en una juguera.

Transferir a vasos y añadir la sal Himalaya.

Agregar algunos cubos de hielo antes de servir.

Información nutricional por porción: Kcal: 352, Proteínas: 7.6g, Carbohidratos: 41.6g, Grasas: 30.3g

25.   Jugo de Sandía y Naranja

Ingredientes:

2 tazas de sandía, sin semillas

1 naranja grande, sin piel

1 taza de albahaca fresca, en trozos

1 taza de Lechuga romana, en trozos

¼ cucharadita de pimiento jalapeño, molido

Preparación:

Cortar la sandía por la mitad. Para dos tazas, necesitará dos gajos grandes. Pelarlos y trozarlos. Remover las semillas y dejar a un lado. Reservar el resto en la nevera.

Pelar la naranja y dividirla en gajos. Dejar a un lado.

Combinar la lechuga y albahaca en un colador, y lavar bajo agua fría. Colar y trozar. Dejar a un lado. Procesar la sandía, naranja, lechuga y albahaca en una juguera. Pulsar, transferir a un vaso y añadir el pimiento jalapeño.

Refrigerar 5 minutos antes de servir.

Información nutricional por porción: Kcal: 165, Proteínas: 4.9g, Carbohidratos: 46.7g, Grasas: 1g

26. Jugo de Manzana y Pepino

Ingredientes:

1 manzana mediana, sin centro

1 pepino grande, en rodajas

1 taza de calabaza amarilla, en cubos

1 nudo de jengibre, en rodajas

2 zanahorias grandes

¼ cucharadita de canela, molida

Preparación:

Lavar la manzana y remover el centro. Trozar y dejar a un lado.

Lavar el pepino y zanahorias, y cortarlos en rodajas gruesas. Dejar a un lado.

Pelar la calabaza y cortarla por la mitad. Remover las semillas, cortar un gajo grande y pelarlo. Trozar y dejar a un lado. Reservar el resto.

Pelar el nudo de jengibre y trozarlo. Dejar a un lado.

Procesar la calabaza, jengibre, manzana y pepino en una juguera.

Transferir a vasos y añadir la canela.

Agregar hielo y servir inmediatamente.

Información nutricional por porción: Kcal: 194, Proteínas: 5.3g, Carbohidratos: 56.1g, Grasas: 1.4g

27. Jugo de Col Rizada y Lechuga

Ingredientes:

1 taza de col rizada, en trozos

1 taza de Lechuga romana, en trozos

1 taza de verdes de nabo, en trozos

1 taza de coliflor, en trozos

1 pepino grande, en rodajas

Preparación:

Combinar la col rizada, verdes de nabo y lechuga romana en un colador, y lavar bajo agua fría. Colar y trozar. Dejar a un lado.

Recortar las hojas externas de la coliflor. Lavar y trozar. Rellenar un vaso medidor y reservar el resto. Dejar a un lado.

Lavar el pepino y cortarlo en rodajas gruesas. Dejar a un lado. Combinar la col rizada, lechuga romana, verdes de nabo, coliflor y pepino en una juguera, y pulsar. Transferir a un vaso y añadir hielo antes de servir.

Información nutricional por porción: Kcal: 96, Proteínas: 8.3g, Carbohidratos: 27.6g, Grasas: 1.6g

28.   Jugo de Hinojo y Pimiento

Ingredientes:

1 bulbo de hinojo grande

1 pimiento grande, sin semillas

1 manzana amarilla grande, sin centro

1 taza de col rizada fresca, en trozos

1 taza de verdes de mostaza

Preparación:

Lavar el bulbo de hinojo y recortar las capas marchitas. Trozar y dejar a un lado.

Lavar el pimiento y cortarlo por la mitad. Remover las semillas y trozar. Dejar a un lado.

Lavar la manzana y remover el centro. Trozar y dejar a un lado. Combinar la col rizada y verdes de mostaza en un colador. Lavar bajo agua fría y romper con las manos. Dejar a un lado. Procesar el hinojo, pimiento, manzana, col rizada y verdes de mostaza en una juguera. Transferir a vasos y refrigerar 5 minutos antes de servir.

Información nutricional por porción: Kcal: 199, Proteínas: 9.4g, Carbohidratos: 62.4g, Grasas: 1.9g

29.   Jugo de Zanahoria y Lima

Ingredientes:

2 zanahorias grandes, en rodajas

1 lima grande, sin piel

1 taza de trozos de ananá

1 manzana Granny Smith grande, sin centro

¼ cucharadita de pimienta roja, molida

Preparación:

Lavar las zanahorias y cortarlas en rodajas gruesas. Dejar a un lado.

Pelar la lima y cortarla por la mitad. Dejar a un lado.

Cortar la parte superior del ananá y pelarlo. Trozar, y reservar el resto en la nevera.

Lavar la manzana y remover el centro. Trozar y dejar a un lado. Combinar las zanahorias, lima, ananá y manzana en una juguera, y pulsar. Transferir a vasos y añadir la pimienta roja. Agregar agua para ajustar el espesor. Refrigerar 5 minutos antes de servir.

Información nutricional por porción: Kcal: 224, Proteínas: 3.3g, Carbohidratos: 67.1g, Grasas: 1.1g

30.　Jugo de Limón y Zanahoria

Ingredientes:

1 limón grande, sin piel

1 zanahoria grande, en rodajas

1 taza de damascos, sin carozo y por la mitad

1 manzana verde mediana, sin centro

1 cucharada de miel líquida

2 onzas de agua

Preparación:

Pelar el limón y cortarlo por la mitad. Dejar a un lado.

Lavar la zanahoria y cortarla en rodajas gruesas. Dejar a un lado.

Lavar los damascos y cortarlos por la mitad. Remover los carozos y rellenar un vaso medidor. Reservar el resto. Dejar a un lado.

Lavar la manzana y remover el centro. Trozar y dejar a un lado.

Combinar el limón, zanahoria, damascos y manzana en una juguera, y pulsar.

Transferir a vasos y añadir la miel líquida y agua.

Refrigerar 10 minutos antes de servir.

Información nutricional por porción: Kcal: 243, Proteínas: 4.2g, Carbohidratos: 69.3g, Grasas: 1.3g

31.   Jugo de Pepino y Apio

Ingredientes:

1 pepino grande

4-5 tallos de apio medianos

2 naranjas grandes, sin piel

1 taza de Acelga, en trozos

1 limón pequeño, sin piel

Un puñado de perejil, en trozos

Preparación:

Lavar el pepino y cortarlo en rodajas gruesas. Dejar a un lado.

Lavar y trozar los tallos de apio. Dejar a un lado. Pelar las naranjas y dividirlas en gajos. Dejar a un lado.

Combinar la acelga y perejil en un colador, y lavar bajo agua fría. Colar y romper con las manos. Dejar a un lado. Pelar el limón y cortarlo por la mitad. Dejar a un lado. Procesar el pepino, apio, naranjas, acelga, perejil y limón en una juguera. Transferir a vasos y refrigerar 10 minutos antes de servir.

Información nutricional por porción: Kcal: 214, Proteínas: 8.4g, Carbohidratos: 67.6g, Grasas: 1.5g

32.   Jugo de Pera y Brócoli

Ingredientes:

1 pera grande, sin centro

1 taza de brócoli fresco, en trozos

1 calabacín mediano

1 bulbo de hinojo grande

1 rodaja de jengibre pequeña

Preparación:

Lavar la pera y remover el centro. Trozar y dejar a un lado.

Lavar el brócoli y trozarlo. Dejar a un lado.

Pelar el calabacín y cortarlo por la mitad. Remover las semillas, trozar y dejar a un lado.

Recortar las hojas externas de la alcachofa. Trozar y dejar a un lado. Pelar la raíz de jengibre y dejar a un lado.

Procesar la pera, brócoli, calabacín, hinojo y jengibre en una juguera. Transferir a un vaso y añadir hielo antes de servir.

Información nutricional por porción: Kcal: 195, Proteínas: 8.7g, Carbohidratos: 64.5g, Grasas: 1.8g

33.   Jugo de Zanahoria y Limón

Ingredientes:

3 zanahorias grandes

1 limón grande, sin piel

2 remolacha grande, recortada

1 manzana verde mediana, sin centro

3-4 tallos de apio grandes

¼ cucharadita de jengibre, molido

Un puñado de col rizada fresca, en trozos

Preparación:

Lavar las zanahorias y cortarlas en rodajas gruesas. Dejar a un lado.

Pelar el limón y cortarlo por la mitad. Dejar a un lado.

Lavar la remolacha y recortar las partes verdes. Trozar y dejar a un lado.

Lavar la manzana y remover el centro. Trozar y dejar a un lado.

Lavar y trozar los tallos de apio. Dejar a un lado.

Lavar la col rizada y romper con las manos. Dejar a un lado.

Procesar las zanahorias, limón, remolacha, manzana, apio y col rizada en una juguera.

Transferir a un vaso y añadir el jengibre. Agregar hielo y servir inmediatamente.

Información nutricional por porción: Kcal: 136, Proteínas: 6.1g, Carbohidratos: 39g, Grasas: 1.2g

34.   Jugo de Frambuesa y Manzana

Ingredientes:

1 taza de frambuesas

1 manzana mediana, sin centro

1 pomelo grande, sin piel

1 zanahoria grande

1 rodaja de jengibre pequeña, 1 pulgada

1 onza de agua

Preparación:

Poner las frambuesas en un colador y lavar bajo agua fría. Colar y dejar a un lado.

Lavar la manzana y remover el centro. Trozar y dejar a un lado.

Pelar el pomelo y dividirlo en gajos. Dejar a un lado.

Lavar la zanahoria y cortar en rodajas gruesas. Dejar a un lado.

Pelar la raíz de jengibre y dejar a un lado.

Procesar las frambuesas, manzana, zanahoria, pomelo y jengibre en una juguera.

Transferir a vasos y añadir el agua. Agregar algunos cubos de hielo y refrigerar antes de servir.

Información nutricional por porción: Kcal: 239, Proteínas: 4.9g, Carbohidratos: 76.2g, Grasas: 1.7g

35.   Jugo de Remolacha y Col Rizada

Ingredientes:

1 remolacha grande, recortada

1 taza de col rizada morada, en trozos

1 taza de lechuga de hoja roja, en trozos

2 zanahorias grandes, en rodajas

1 limón grande, sin piel

¼ cucharadita de jengibre, molido

Preparación:

Combinar la lechuga roja y col rizada en un colador. Lavar bajo agua fría y colar. Romper con las manos y dejar a un lado.

Lavar la remolacha y recortar las partes verdes. Trozar y dejar a un lado. Lavar las zanahorias y cortarlas en rodajas gruesas. Dejar a un lado. Pelar el limón y cortarlo por la mitad. Dejar a un lado. Combinar la remolacha, col rizada, lechuga, zanahorias y limón en una juguera, y pulsar. Transferir a un vaso y añadir hielo antes de servir.

Información nutricional por porción: Kcal: 135, Proteínas: 7.9g, Carbohidratos: 41.7g, Grasas: 1.5g

36.   Jugo de Espárragos y Apio

Ingredientes:

1 taza de espárragos, recortados

1 taza de apio fresco

1 taza de frijoles verdes

1 pepino grande

1 taza de Lechuga romana

1 manzana grande, sin centro

1 onza de agua

Preparación:

Lavar los espárragos y recortar las puntas. Trozar y dejar a un lado.

Lavar el apio y trozarlo. Dejar a un lado.

Lavar los frijoles verdes y cortar en trozos de 1 pulgada. Dejar a un lado.

Lavar el pepino y cortarlo en rodajas gruesas. Dejar a un lado.

Lavar la lechuga bajo agua fría. Colar y romper con las manos. Dejar a un lado.

Lavar la manzana y remover el centro. Trozar y dejar a un lado.

Procesar los espárragos, apio, frijoles verdes, pepino, lechuga y manzana en una juguera. Transferir a vasos y añadir agua.

Agregar hielo y servir.

Información nutricional por porción: Kcal: 185, Proteínas: 8.1g, Carbohidratos: 52.5g, Grasas: 1.3g

37.   Jugo de Arándanos y Manzana

Ingredientes:

1 taza de arándanos

1 manzana mediana, sin centro

1 taza de remolacha, recortada

2 zanahorias pequeñas, en rodajas

1 limón grande, sin piel

2 onzas de agua de coco

Algunas hojas de menta

Preparación:

Lavar los arándanos bajo agua fría. Colar y dejar a un lado.

Lavar la manzana y remover el centro. Trozar y dejar a un lado.

Lavar la remolacha y recortar las partes verdes. Trozar y dejar a un lado.

Lavar las zanahorias y cortarlas en rodajas gruesas. Dejar a un lado.

Pelar el limón y cortarlo por la mitad. Dejar a un lado.

Procesar los arándanos, manzana, remolacha, zanahorias y limón en una juguera.

Transferir a vasos y añadir el agua de coco. Decorar con menta y refrigerar antes de servir.

Información nutricional por porción: Kcal: 240, Proteínas: 5.6g, Carbohidratos: 74.1g, Grasas: 1.5g

38.   Jugo de Pepino y Frutilla

Ingredientes:

1 pepino grande, en rodajas

1 taza de frutillas frescas, en trozos

2 kiwis enteros, sin piel

1 lima pequeña, sin piel

2 cucharadas de menta fresca

Preparación:

Lavar el pepino y trozarlo.

Lavar las frutillas y cortar por la mitad. Dejar a un lado.

Pelar los kiwis y cortarlos por la mitad. Dejar a un lado.

Pelar la lima y cortarla en cuartos. Dejar a un lado.

Lavar las hojas de menta y remojar en agua 5 minutos.

Combinar el pepino, frutillas, kiwi, lima y menta en una juguera. Pulsar.

Transferir a vasos y refrigerar 5 minutos antes de servir.

Información nutricional por porción: Kcal: 91, Proteínas: 3.1g, Carbohidratos: 29.9g, Grasas: 0.9g

39.   Jugo de Limón y Lima

Ingredientes:

1 limón grande, sin piel

1 lima grande, sin piel

1 pepino grande

1 naranja grande, sin piel

1 cucharada de semillas de chía

2 onzas de agua

Preparación:

Pelar el limón y lima, y cortarlos por la mitad. Dejar a un lado.

Lavar el pepino y cortarlo en rodajas gruesas. Dejar a un lado.

Pelar la naranja y dividirla en gajos. Dejar a un lado. Combinar el limón, lima, pepino y naranja en una juguera, y pulsar. Transferir a un vaso y añadir semillas de chía. Agregar algunos cubos de hielo y refrigerar 5 minutos antes de servir. Añadir el agua y servir.

Información nutricional por porción: Kcal: 186, Proteínas: 6.2g, Carbohidratos: 41.4g, Grasas: 5g

40. Jugo de Limón y Pimiento

Ingredientes:

1 limón grande, sin piel

1 pimiento grande, sin semillas

1 manzana roja grande, sin centro

3 cucharadas de semillas de chía

Preparación:

Pelar el limón y cortarlo en cuartos. Dejar a un lado.

Lavar el pimiento y cortarlo por la mitad. Remover las semillas y trozar.

Lavar la manzana y remover el centro. Trozar y dejar a un lado.

Combinar el limón, pimiento y manzana en una juguera, y pulsar.

Transferir a un vaso y añadir las semillas de chía. Agregar agua para ajustar el espesor.

Revolver bien y refrigerar 10 minutos antes de servir.

Información nutricional por porción: Kcal: 135, Proteínas: 4.2g, Carbohidratos: 31.3g, Grasas: 6.2g

41.   Jugo de Ananá y Pepino

Ingredientes:

1 taza de trozos de ananá

1 pepino grande, en rodajas

1 pomelo grande, sin piel

1 manzana pequeña, sin centro

1 rodaja de jengibre pequeña, picada

1 limón grande, sin piel

Preparación:

Cortar la parte superior del ananá y pelarlo. Trozar, y reservar el resto en la nevera.

Pelar el pomelo y dividirlo en gajos. Dejar a un lado.

Lavar el pepino y cortarlo en rodajas gruesas. Dejar a un lado.

Lavar la manzana y remover el centro. Trozar y dejar a un lado.

Perlar la rodaja de jengibre y dejar a un lado.

Pelar el limón y cortarlo por la mitad. Dejar a un lado.

Procesar el ananá, pepino, pomelo, manzana, jengibre y limón en una juguera.

Transferir a vasos y refrigerar 10 minutos antes de servir.

Información nutricional por porción: Kcal: 280, Proteínas: 6.1g, Carbohidratos: 84.2g, Grasas: 1.3g

42.   Jugo de Zanahoria y Lima

Ingredientes:

2 zanahorias grandes

1 lima grande, sin piel

1 papaya grande, sin semillas ni piel

2 onzas de agua de coco

Preparación:

Lavar las zanahorias y cortarlas en rodajas gruesas. Dejar a un lado.

Pelar la lima y cortarla por la mitad. Dejar a un lado.

Pelar la papaya y cortarla por la mitad. Remover las semillas negras y pulpa. Trozar y dejar a un lado.

Combinar las zanahorias, lima y papaya en una juguera, y pulsar.

Transferir a vasos y añadir el agua de coco.

Agregar algunos cubos de hielo o refrigerar antes de servir.

Información nutricional por porción: Kcal: 347, Proteínas: 5.2g, Carbohidratos: 119g, Grasas: 2.4g

43. Jugo de Cantalupo y Rábano

Ingredientes:

1 taza de cantalupo, en cubos

2 rábanos medianos, recortados

2 naranjas grandes, sin piel

1 nudo de jengibre, 1 pulgada

1 cucharada de miel líquida

2 onzas de agua

Preparación:

Cortar el cantalupo por la mitad. Remover las semillas y pulpa. Cortar un gajo grande y pelarlo. Trozar y dejar a un lado. Reservar el resto en la nevera.

Lavar los rábanos y recortar las partes verdes. Trozar y dejar a un lado. Pelar las naranjas y dividirlas en gajos. Dejar a un lado.

Pelar el nudo de jengibre y dejar a un lado. Procesar las naranjas, cantalupo, rábanos y jengibre en una juguera. Transferir a vasos y añadir la miel y agua. Agregar algunos cubos de hielo o refrigerar 5 minutos antes de servir.

Información nutricional por porción: Kcal: 250, Proteínas: 4.9g, Carbohidratos: 74.3g, Grasas: 0.8g

44. Jugo de Espárragos y Col Rizada

Ingredientes:

1 taza de espárragos frescos, recortados

1 taza de col rizada fresca, en trozos

1 cabeza de alcachofa grande

1 tomate roma grande, en trozos

3 cucharadas de perejil fresco, en trozos

Preparación:

Lavar los espárragos y recortar las puntas. Trozar y dejar a un lado.

Lavar la col rizada y perejil, y romper con las manos. Dejar a un lado.

Recortar las hojas externas de la alcachofa. Trozar y dejar a un lado. Lavar el tomate y ponerlo en un tazón. Trozar y reservar el jugo. Procesar los espárragos, col rizada, alcachofa, tomate y perejil en una juguera. Agregar el jugo de tomate reservado.

Transferir a un vaso y refrigerar 10 minutos.

Información nutricional por porción: Kcal: 107, Proteínas: 13.1g, Carbohidratos: 35.9g, Grasas: 1.5g

45.   Jugo de Manzana y Mandarina

Ingredientes:

1 manzana verde grande, sin centro

4 mandarinas, sin piel

1 hinojo grande

½ taza de col rizada fresca

Preparación:

Lavar y remover el centro de la manzana. Trozar y dejar a un lado.

Pelar las mandarinas y dividirlas en gajos. Dejar a un lado.

Recortar los tallos de hinojo y capas marchitas. Trozar y dejar a un lado.

Lavar la col rizada y trozarla. Dejar a un lado.

Combinar la manzana, mandarina, hinojo y col rizada en una juguera. Pulsar. Transferir a un vaso y añadir hielo.

Servir inmediatamente.

Información nutricional por porción: Kcal: 121, Proteínas: 4.3g, Carbohidratos: 31.3g, Grasas: 1.3g

46.   Jugo de Palta y Pepino

Ingredientes:

1 cabeza de alcachofa grande

1 taza de palta, en cubos

1 pepino grande

1 taza de albahaca fresca

1 taza de repollo verde

1 cucharada de miel líquida

Preparación:

Pelar la palta y cortarla por la mitad. Remover el carozo y cortar en cubos. Reservar el resto para otro jugo. Dejar a un lado.

Lavar el pepino y cortarlo en rodajas gruesas. Dejar a un lado.

Recortar las hojas externas de la alcachofa. Lavar y trozar. Dejar a un lado.

Lavar la albahaca y repollo, y romper con las manos. Dejar a un lado.

Procesar la palta, pepino, alcachofa, albahaca y repollo en una juguera. Transferir a un vaso y añadir la miel líquida.

Refrigerar 5 minutos antes de servir.

Información nutricional por porción: Kcal: 357, Proteínas: 12.1g, Carbohidratos: 63.6g, Grasas: 22.8g

47.   Jugo de Ciruela y Pepino

Ingredientes:

1 taza de ciruelas frescas, sin carozo

1 pepino grande, en rodajas

2 tazas de uvas verdes

1 taza de verdes de mostaza, en trozos

1 rodaja de jengibre pequeña, 1 pulgada

Preparación:

Lavar las ciruelas y cortarlas por la mitad. Remover los carozos y dejar a un lado.

Lavar el pepino y cortarlo en rodajas gruesas. Dejar a un lado.

Lavar las uvas bajo agua fría. Colar y dejar a un lado.

Lavar los verdes de mostaza y romper con las manos. Dejar a un lado. Perlar la rodaja de jengibre y dejar a un lado.

Procesar las ciruelas, pepino, uvas, verdes de mostaza y jengibre en una juguera. Transferir a vasos y refrigerar 5 minutos antes de servir.

Información nutricional por porción: Kcal: 339, Proteínas: 6.9g, Carbohidratos: 56.7g, Grasas: 21.9g

OTROS TITULOS DE ESTE AUTOR

70 Recetas De Comidas Efectivas Para Prevenir Y Resolver Sus Problemas De Sobrepeso: Queme Calorías Rápido Usando Dietas Apropiadas y Nutrición Inteligente

Por

Joe Correa CSN

48 Recetas De Comidas Para Eliminar El Acné: ¡El Camino Rápido y Natural Para Reparar Sus Problemas de Acné En 10 Días O Menos!

Por

Joe Correa CSN

41 Recetas De Comidas Para Prevenir el Alzheimer: ¡Reduzca El Riesgo de Contraer La Enfermedad de Alzheimer De Forma Natural!

Por

Joe Correa CSN

70 Recetas De Comidas Efectivas Para El Cáncer De Mama: Prevenga Y Combata El Cáncer De Mama Con una Nutrición Inteligente y Alimentos Poderosos

Por

Joe Correa CSN

www.ingramcontent.com/pod-product-compliance
Lightning Source LLC
Chambersburg PA
CBHW030246030426

42336CB00009B/274